私の お気に入り グッズ

編集
天川由美子
三橋　　純
吉松　宏泰

一般財団法人 口腔保健協会

⊱ はじめに ⊰

　私たちは、歯科治療時のほとんどすべての処置において何かしらの機器・器材を用いています。そして以前から様々な器材があふれ、開発や改良をされています。皆様の中に、学生実習の時に購入したものをそのまま使っていらっしゃる方は、ほとんどいらっしゃらないのではないでしょうか？新しい器材を見つけ「使えそう！」「なんか良さそう！」とつい購入したものの使わなくなってしまったもの。一方で「本当にこれは買ってよかった！」と思うようなもの。または、市販のものでは満足できず、オリジナルでデザインされたもの。同じ処置に使用するものでも多種多様で選択に困るほどです。

　多くのセミナーや講演会で、「先生はどんな材料や器材を使っていらっしゃるのですか？」という質問が多いことがきっかけとなり、今回、『私のお気に入りグッズ』という書籍を企画しました。著者は臨床経験が豊富、かつ色々な機器・器材を使いこなしていらっしゃる先生です。

　本書籍は手に取りやすい A5判サイズです。1つの項目について見開き2ページにまとめました。基本的にはグッズ、使用時の2枚の写真を基本として作成してあります。実際どのように使いこなしていらっしゃるのかわかる写真で構成しております。

　メーカーのカタログなどから得る有益な情報ももちろんあります。しかし実際に使っている先生がその器材のどんな点を気に入っているのかを知ることで、日々の診療のヒントになると思います。本書を気軽に手にとっていただき、今まで目にしたことがなかったもの、気にしなかったグッズなどを発見し、皆様の「お気に入りグッズ」を見つけてくださることを願っています。

2022年5月20日

編集　天川由美子
　　　三橋　　純
　　　吉松　宏泰

目次

はじめに

口腔内撮影ミラー Ref97

ココ推し

ミラーの種類には、
咬合面用、側方面用、舌側用、
舌・側用複合型、咬合面小(小児用)があります。

Ref97 咬合面用　単品

Ref97 側方面用　単品

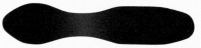

Ref97　舌・側用複合型

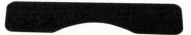

Ref97　舌側用　単品

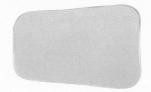

Ref97　咬合面小　単品

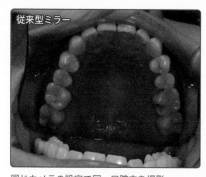

従来型ミラー

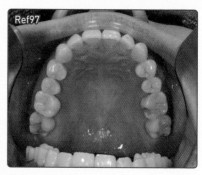

Ref97

同じカメラの設定で同一口腔内を撮影
従来型のミラーと「Ref97」を使用し比較。　明るさが全く違うのがわかる。

天川　由美子
天川デンタルオフィス外苑前

明るい口腔内写真が撮影できます

　　患者さんの記録を残すということは、歯科医師として一番大切なことです。筆者は治療内容だけではなくその時自分が説明したことや患者さんの言葉なども記録するようにしています。患者さんがお話ししてくださったことは信頼関係を築くうえで欠かせないことだと思っているからです。その方の生活の様子を知ることは治療計画を立てる上でも役立ちます。まず二度と撮ることのできない初診時の口腔内写真、X線写真そしてプロービングは最低限のルーティングワークにすることをおすすめします。

　　さて、記録の中で必須なのは写真です。患者さんへの説明だけではなく自身の臨床を評価するという観点からも非常に重要なものです。写真は一目瞭然です。今はデジカメで直後に確認できて簡単に記録できます。そんなにカメラに詳しくない私でも使いこなしています。皆様もどんどん写真撮影をしましょう。

　　口腔内写真や、治療歯撮影時必要なのはミラーです。私が愛用している口腔内撮影用ミラー　「Ref97」は表面反射ガラスミラー反射率97％です。元々一眼レフカメラに用いられているミラーに着目し、開発されたとのこと。透かしてみると錯覚で向こう側がみえるほどの反射率を感じます。

滅菌消毒方法

　　当院では、使用後まず流水下で洗浄します。その後タンパク分解酵素含有の中性酵素系洗浄液に浸漬し水洗、乾燥し保管しています。アルコール系はミラー表面にアルコール皮膜が付着する可能性があり反射率を低下させるので使用しないようにしましょう。また、この口腔内撮影ミラーに限らず、ミラーは傷がついてしまうので超音波洗浄は行っていません。基本セットの口腔内用ミラーはオートクレーブをかけています。

　　一般的に用いられているステンレスミラーは、反射率65％程度が限界で、使用していると反射率はどんどん劣化します。少しお高いかもしれませんがストレスが全くありません。是非一度使ってみてください。

　　現在、反射率98％を目指して開発中とのこと。もし発売されたらすぐに購入したいと思っています。

製　品　名	口腔内撮影ミラー Ref97	
標準価格	Ref97 咬合面用単品	15,950円（税別）
	Ref97 側方面用単品	13,750円（税別）
	Ref97 舌側用単品※	15,950円（税別）
	Ref97 舌・側用複合型	19,500円（税別）
	Ref97 咬合面小単品※	14,850円（税別）
問合せ先	株式会社　IHS	
	電話　025-231-3365（代）	

※無くなり次第終了

耐久性	★★★★★
手入れし易さ	★★★☆☆
使用頻度	★★★★★

マイクロラックス-MICROLUX 2

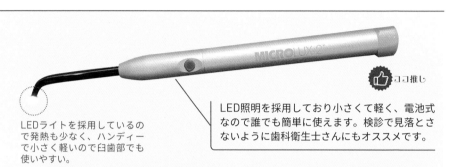

👍 ココ推し

LEDライトを採用しているので発熱も少なく、ハンディーで小さく軽いので臼歯部でも使いやすい。

LED照明を採用しており小さくて軽く、電池式なので誰でも簡単に使えます。検診で見落とさないように歯科衛生士さんにもオススメです。

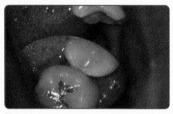

図1
下顎右側6、7番の隣接面。7番近心面にう蝕があるかは判然としない。

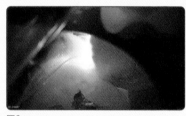

図2
MICORLUX 2を舌側から照射してみると、7番近心に薄暗く見える部分がある。

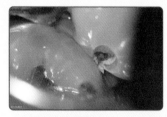

図3
辺縁隆線から削合してみると近心からレジンの下へう蝕が拡がっていた。透照診の情報とほぼ同じ幅である。

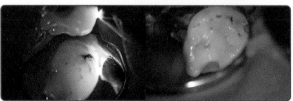

図4
遠心部のレジン周囲に着色が認められたが透照診では拡がっているようには見えなかった。削合してみてもやはり感染は拡がっていなかった。

見逃しやすい隣接面う蝕を
的確に診断できる必須アイテム "

三橋　純
デンタルみつはし

　隣接面のう蝕の診断はいつでも難しい。でも定期検診で長らく通っていただいている方の臼歯部隣接面う蝕を見逃していると痛い目に遭うこともありますね。

　現代のう蝕診断の基本はう窩の有無ですが、隣接面はう窩が見えにくいので診断も難しくなります。そこで口翼法X線写真や透照診を指標にするわけですが、口翼法は位置付けが難しいこともあるし、叢生などあれば更に困難になりますね。

　そこでおすすめするのが透照診用のLEDライトであるマイクロラックスとマイクロスコープを用いた隣接面う蝕の診断です。個人的にはこれがあれば口翼法は不要と思うほどです。

　ちょっとしたコツをご紹介します。前歯部ならまずマイクロスコープで舌側面を観察します。診断部位が見えるようになったらマイクロスコープのライトを消します。次にマイクロラックスの照明を弱モードで唇側からあてがいながら観察します。エナメル質表面が着色しているだけなのか、脱灰により結晶構造が壊れて透過性が低下した部位がエナメル質に限局しているのか、エナメル－象牙境を越えて象牙質にまで拡がっているのか、手に取るようにわかります。実際に切削してみると驚くほど透照診での診断と一致します。

　臼歯部でも同様にマイクロスコープのライトを消してからマイクロラックスの照明を当てるのですが、その際には一方向からだけでなく、頬側、舌側、歯頸部からと様々な方向から、そして近づけたり離したりして当てるのがコツです。表面の着色だけだと思われていた部位から象牙質へ広く広がっていたり、着色はしていても内部には広がっていないのがわかることもあります。

　実はマイクロラックスからはう蝕の情報だけでなく、破折に関しても多くの情報を得られます。ただし、これでエナメル質を観察すると非常に多くの線が見えるのが普通です。打診痛や咬合痛の有無などと併せて診断することが重要です。

　なお、診断だけでなくマイクロスコープなどで撮影することもあると思いますが、その際はモニターを見ながら撮影することが肝要です。カメラの感度に合わずにハレーションが起きて再生しても見えないことがあるので注意してください。

製品名	マイクロラックス-MICROLUX 2 (AdDent Inc)
標準価格	46,800円（税別）
問合せ先	株式会社 モリタ
	電話　　0800-222-8020

耐久性	★★★★☆
手入れし易さ	★★★★☆
使用頻度	★★★☆☆

フラクファインダー

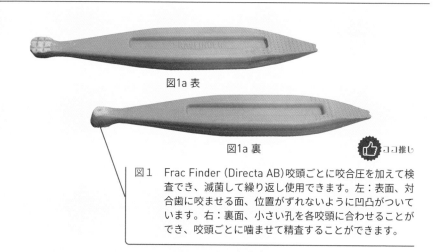

図1a 表

図1a 裏

👍 ココ推し

図1　Frac Finder (Directa AB)咬頭ごとに咬合圧を加えて検査でき、滅菌して繰り返し使用できます。左：表面、対合歯に咬ませる面、位置がずれないように凹凸がついています。右：裏面、小さい孔を各咬頭に合わせることができ、咬頭ごとに噛ませて精査することができます。

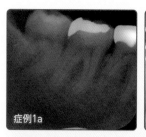

症例1a

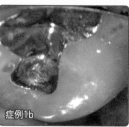

症例1b

症例1a
術前のX線写真

症例1b
近心の辺縁隆線中央にマイクロクラックが疑われます。

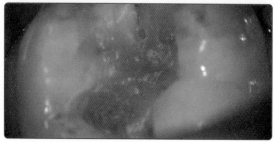

症例1c
Frac Finderで破折を疑い、インレー除去すると破折線が認められました。遠心では破折線の色が濃いため、クラックが深いのがわかります。

" 臼歯の生活歯の破折の診断に最適 "

北村　和夫
日本歯科大学附属病院
総合診療科

　生活歯にマイクロクラックが生じた場合、様々な臨床症状を呈し、診断に苦慮することがあります。主な症状は冷水痛と咬合痛ですが、放置すると歯髄にまで細菌感染が拡大し、やがて歯髄炎症状を呈するようになります。さらに放置し続けると、やがて歯髄壊死を起こし根尖性歯周炎にまで進行します。早期接触および過剰な咬合力は、歯の亀裂の原因になると考えられています。

　冷水痛と咬合痛を呈してもそれがマイクロクラックによるものか否かの診断は難しく、Ｘ線検査では判断できないケースが多いです（症例1a）[1]。う蝕がみられずに症状を呈する症例ではマイクロクラックの可能性を考えます（症例1b）[1]。

　原因不明の咬合痛を訴える場合、割り箸やコットンロールなどを噛ませ、疼痛の発現の有無、発現時の状況を調べる咬合圧検査が行われます。生活歯における象牙質の亀裂は、咬合痛発現時の状況を再現し、噛ませる素材や位置・方向を変えて精査します。亀裂面の動きにより痛みが誘発されるため診断の補助となります。この検査が早期のクラックを発見できる唯一の検査です。さらに、Frac Finder（図1）を用いると、臼歯部では各咬頭ごとに咬合圧を加えて検査することが可能です。

　歯冠部の亀裂は、歯の破折の初期状態と考えられています。しかし、顕微鏡の強拡大下で観察するとその範囲は歯頸部まで及んでいることが多いです（症例1c）。

　歯の垂直性破折は、インレーやアマルガムなどが装着されている状態では破折線を発見して確定診断をつけることは困難です。そのような症例では、Frac Finder（図1）を用いて、臼歯部では各咬頭に一つずつ咬合圧を加えて検査します。破折が疑われたら、修復物を除去して顕微鏡で精査することをおすすめします。症例１では、遠心頬側咬頭と遠心口蓋咬頭に咬合圧を加えた時に、強く痛みを訴えたのでインレーを除去して、顕微鏡下で精査したところ、遠心中央の歯頸部から近心にかけてクラックが認められました（症例1c）[1]。

文献 ……………………………………………………………………………………………………
1）北村和夫:破折歯の診査，辻本泰久，三橋　純（編集），これが決めて！マイクロスコープの臨床，
　　52‐55，ヒョーロンパブリッシャーズ，東京，2017.

製 品 名	フラクファインダー（Frac Finder）
標準価格	36ドル
問合せ先	Directa ABのホームページ参照

耐久性　　★★★☆☆
手入れし易さ　★☆☆☆☆
使用頻度　　★★☆☆☆

NOMAD Pro2（KAVO）
ノーマッド – ポータブルX線発生装置 NOMAD

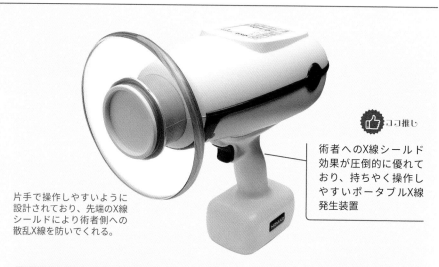

ココ推し

術者へのX線シールド効果が圧倒的に優れており、持ちやく操作しやすいポータブルX線発生装置

片手で操作しやすいように設計されており、先端のX線シールドにより術者側への散乱X線を防いでくれる。

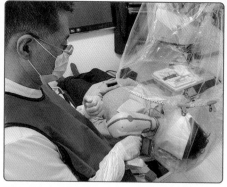

図1
片手で持てる適度な重さとバランスなのでブレることなく照射することができる。

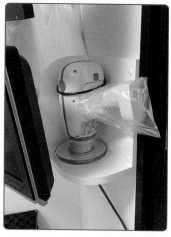

図2
複数のチェアで使うので保管のための棚を作成した。壁面に付けた太いゴムリングで転倒を防いでいる。

" インプラントや抜歯などの手術中に X線写真撮影が必要なときにはコレ！ "

三橋　純
デンタルみつはし

　デンタルX線写真、これほど歯科治療に必要で身近な写真があるでしょうか。う蝕治療、根管治療、歯周病治療、外科治療、歯科矯正、インプラント、あらゆる歯科治療の診査、診断、評価に毎日使われています。

　しかし撮影するにはX線室へ移動して撮影しなければならないわけですが、これが難しい場面がありますよね。治療中に撮影したい場合です。ラバーダム装着しての根管治療中、ドレープしてのインプラント埋入、埋伏智歯抜歯中の確認、移植処置中の確認、鎮静法下での処置中、移動困難な患者、訪問診療など…。現実的に移動が難しく、"撮影したいけど、移動するのも大変だから、まぁいいか…"となることはないでしょうか。もちろん、診療室を個室化して壁等にX線防護処理を施したうえでX線発生装置をチェアサイドに設置していれば何の問題もなく治療中でも撮影できるわけですが、それも現実的には難しい。

　この解決策として手持ち型口内法X線撮影装置NOMAD Pro 2をご紹介します。これはバッテリー充電式のコードレスで少し重いですが、片手で操作することができるので処置中にチェアサイドでのデンタルX線写真撮影が可能になるのです。

　チェアサイドでの撮影となるとX線被曝のことが最も心配になると思います。もちろん使用に当たっては患者、術者の被曝に配慮した対策は必要です（携帯型口内法X線装置による手持ち撮影のためのガイドライン、2017年日本歯科放射線学会を参照してください）が、この製品は同様の他社製品に比べて圧倒的に操作者への防護シールド性能が優れています。特殊内部シールドと先端に取り付けられた鉛含有透明アクリル樹脂板により、操作者側への散乱線遮断が確保されます。これにより米国では、操作者の防護衣無しでの使用が認められているほどです。海外歯科医師の信頼も厚く、筆者自身も海外の有名歯科医師のチェアサイドで見たことが何度かあります。

　使い方は至って簡単で電源を入れてトリガーを2回引くだけです。感染予防のためにハンドル部分にポリエチレン製の薄い袋を被せて使っています。処置中のデンタルX線写真の撮影を断念したことが一度でもある方へ強くおすすめします。

製品名	NOMAD Pro2 (KAVO) - ノーマッド-ポータブルX線発生装置 NOMAD
標準価格	920,000円（税別）
問合せ先	アイデンス 電話 0120-506-477

耐久性	☆☆☆☆☆
手入れし易さ	☆☆☆☆☆
使用頻度	☆☆☆☆☆

05

クイックバイト／
フィルムホルダー・センサーホルダー

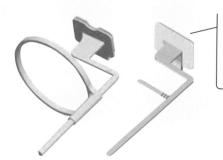

フィルムホルダーはデンタル
X線フィルムをしっかり挟む
ことができ、コーンも合わせ
やすいので素早い撮影が可能
です。

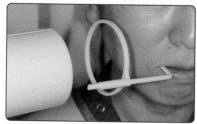

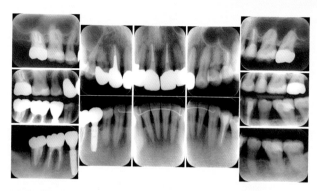

規格化したデンタル
X線写真12枚法

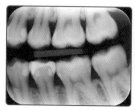 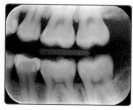

バイトウイングX線写真
左下第一大臼歯、第二大臼歯間
を治療したが、第一大臼歯近心
も経過観察しいずれ治療が必要
になることを説明。

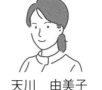

❝バイトウイングは隣接面カリエスの評価には必須！❞

天川　由美子
天川デンタルオフィス外苑前

　当院の初診時口腔内検査では、口腔内写真、X線写真、プロービングをルーティンワークにしています。初診時やリコール時は、基本的にはデンタルX線写真12枚法を、フィルムホルダーを用いて撮影しています。ここでは、デンタルX線写真撮影用のホルダーをご紹介します。

　X線写真は、規格性のあるものがその後比較をするうえでも望ましいでしょう。

　ホルダーを用いない場合、患者さんにフィルムを手で押さえていただき自分でコーンの向きをセッティングする必要があります。規格化そして時間短縮という点からもホルダーを使用することをおすすめします。

　通常のホルダーは各社大差ないと思いますが、筆者が気に入って使用しているのはバイトウイング（咬翼）用のホルダーです。フィルムやイメージングプレートが折れたり捻れたりすることなく、規格化されたX線撮影を行うことができます。リングタイプとインデックスタイプがありますが、リングタイプがコーンを合わせやすいように思います。

　X線撮影時は、歯科用X線フィルムまたはイメージングプレートをフィルムホルダーに挟み、患者の口腔内に挿入します。その際舌を上にあげてもらいX線フィルムを適切な位置に支持および配置します。センタリングリングおよびセンタリングカードを使用することにより、コーンをフィルムに対して適切な位置に合わせることができます。

　バイトウイングは隣接面カリエス、歯槽骨の状態、修復物の適合などを診査するうえで非常に重要だと思っています。とくに隣接面カリエスは通常のデンタルX線写真のみだと見逃しがちですので注意しましょう。

滅菌消毒方法

　使用後は流水下で洗浄し、薬液浸漬後、オートクレーブをかけます。

　134℃ 3分のオートクレーブが可能です。高温（134℃以上）での乾燥は、器具の材質に影響を与えるので、乾燥工程は高温で行わないようにしましょう。

製 品 名	クイックバイト／ フィルムホルダー・センサーホルダー
標準価格	リングタイプ5個入 8,000円
問合せ先	カボデンタルシステムズ株式会社 電話 03-6866-7272

耐久性	★★★★★
手入れし易さ	★★★★☆
使用頻度	★★★★★

06

NEW O・Kマイクロエキスカ

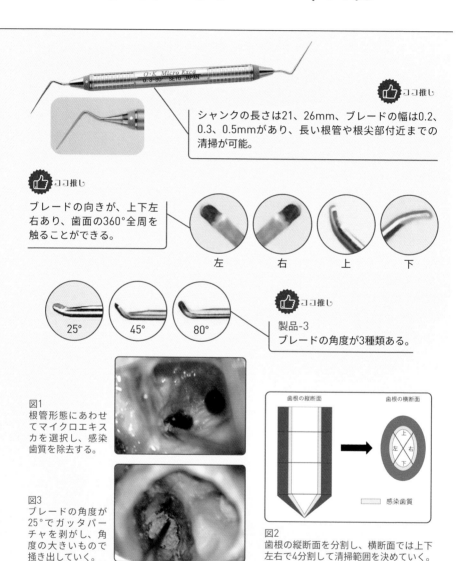

ココ推し

シャンクの長さは21、26mm、ブレードの幅は0.2、0.3、0.5mmがあり、長い根管や根尖部付近までの清掃が可能。

ココ推し

ブレードの向きが、上下左右あり、歯面の360°全周を触ることができる。

左　　右　　上　　下

25°　　45°　　80°

ココ推し

製品-3
ブレードの角度が3種類ある。

図1
根管形態にあわせてマイクロエキスカを選択し、感染歯質を除去する。

歯根の縦断面　　　歯根の横断面

上
左　右
下

感染歯質

図3
ブレードの角度が25°でガッタパーチャを剥がし、角度の大きいもので掻き出していく。

図2
歯根の縦断面を分割し、横断面では上下左右で4分割して清掃範囲を決めていく。

**" 根管内の感染歯質と
異物の除去に最適！ "**

柿沼　秀明
かきぬま歯いしゃ

　近頃、器具の形態はマイクロスコープによって視野が拡大されたことで、変化せ
ざるを得なくなりました。そこに対応したのが、このO・Kマイクロエキスカです。
　マイクロエキスカの特徴は、長さや先端の幅、方向、角度の違うものがたくさん
あり、様々な根管形態に対応できる点です。シャンクの長さは21と26mm、ブレー
ドの幅は0.2、0.3、0.5mmと細く、刃先の方向は上下左右の4方向、刃先の角度は
ストレートタイプが25°、バックアクション型には、45°と80°があります。このよ
うに豊富な種類があることで、根管の360度全周を立体的に清掃できます。
　筆者は通常のカリエス処置を行う場合、時間の効率性を考え、最初にラウンド
バーや振動切削器具を用いて感染性歯質の除去を行い、最後に歯面性状（硬さなど）
や取り残しがないかの確認のため、エキスカを使用しています。根管治療を行うと
きも全く一緒の考えで、最終的にマイクロエキスカを活用しています。
　マイクロエキスカは種類が多いですが、選択と使用法は、歯根を縦断面と横断面
にわけて考えます（図2）。まず、横断面で歯根面を4分割して上下左右を決め、使
用する部位にあわせた器具の選択をします。エキスカの種類が決まりましたら、根
尖部付近から歯冠側まで一気に清掃するのではなく、縦断面を何分割かにして歯冠
側から始めていきます。根尖に近づいてきたら太いものから細いものに換えていき
ます。これを繰り返していくと、最後には根管内壁全体が清掃できます。また、器
具を確実に根尖付近に到達させるためには、エンド三角の除去を含めた適切な根管
口明示や根管歯冠側の拡大形態の付与など、前準備が重要になってきます。
　ガッタパーチャを除去する場合は、ブレードの角度が25°のエキスカで根管壁と
ガッタパーチャの隙間に挿入し（図3）、壁から剥がしたら角度の大きいものに変更
し、掻き出していきます。
　根管治療の成功のポイントは、「汚れを徹底的に除去すること」です。そんな時に、
このマイクロエキスカは根管内部の細かい部分にまで到達することができ、感染歯
質の除去を確実に行えます。一度使ったら手放せなくなります！

製品名	NEW O・Kマイクロエキスカ
標準価格	6,900円（税別）
問合せ先	サンデンタル株式会社
	電話 本社：06-6245-0950
	東京営業所：03-3836-2090

耐久性	★★★☆☆
手入れし易さ	★★★☆☆
使用頻度	★★★★☆

インパルス　デンタルレーザー

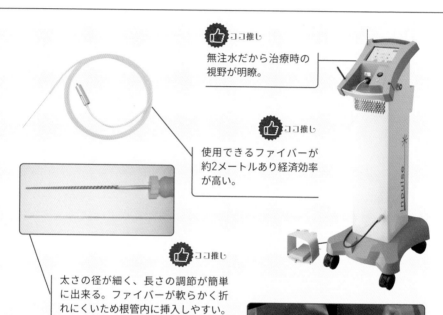

👍 ココ推し
無注水だから治療時の
視野が明瞭。

👍 ココ推し
使用できるファイバーが
約2メートルあり経済効率
が高い。

👍 ココ推し
太さの径が細く、長さの調節が簡単
に出来る。ファイバーが軟らかく折
れにくいため根管内に挿入しやすい。

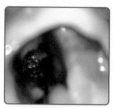

図1. レーザー照射前
46M（鏡像）の根尖部付
近に出血と肉芽組織が
見られる。スイッチを
入れるとファイバーの
先端が赤く光り誘導し
やすくなる。

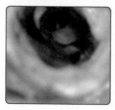

図2. レーザー照射後
46M（鏡像）根尖部が止
血され視野が明瞭にな
り肉芽組織の除去が簡
単に行えた。

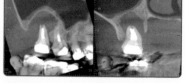

図3.術前
17根尖部に大きな透過像がみられる。

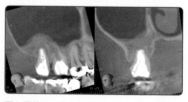

図4. 術後
17根尖部の透過像が消失し骨が再生された。

根管治療時の肉芽組織の除去が簡単にできる！

柿沼　秀明
かきぬま歯いしゃ

　難治性根尖性歯周炎の原因にあげられることのひとつに、根尖部付近の感染性物質の取り残しが考えられます。現在の根管治療は、マイクロスコープを使用することで、視野の確保をしながらの治療が可能になり、治療成績が向上してきました。しかし根尖部に出血や肉芽組織が存在すると、明瞭な視野を妨げ、治療の難易度が高くなり、結果、外科的歯内療法に移行するケースになってしまうことがあります。このような時に今回ご紹介するレーザーを使用すると、止血や不良肉芽組織の除去ができ、視野が確保され、根管内部から簡単にアプローチできるようになります。

　レーザー特徴は、YAGレーザー（Nd）で、無注水での使用が可能なこと、ファイバーの長さが約2mあり経済的で、用途に応じて長さの調節がしやすいこと、径の太さが細く（0.2、0.32、0.4mm）、軟らかいため根管内に挿入しやすいことです。

　CT画像（図3）のような難治性根尖性歯周炎の治療のときは、まず根管内の硬組織由来の感染性物質（軟化象牙質）をラウンドバー、エキスカ、振動切削器具などを用いて除去し、次に軟組織の不良肉芽をレーザーで除去します。これを交互に繰り返して根尖部付近まで除去していきます。根尖部まで到達した時点で、根尖孔外にまで肉芽組織が存在している場合は、肉芽組織をレーザーと振動切削器具などで根尖部から切り離します。さらに骨内に取り残されている肉芽組織を可能な限りレーザーを用いて除去していきます。このときに注意して頂きたいのが、上顎では上顎洞底部、下顎は、下歯槽管付近の照射は避けられたほうが良いと思います。

　感染根管治療時に処置をされていないパーフォレーションがある場合には、高い確率で肉芽組織があります。修復する際に出血と肉芽組織が接着阻害因子となり、封鎖することを困難にしてしまいます。そんな時、このレーザーは効果を発揮します。

　難治性根尖性歯周炎の症例は、根尖病変を除去することが難しく、再治療を繰り返し、最後には外科的処置になっていましたが、このレーザーを使用することで、歯根端切除術や抜歯への移行が、かなり少なくなってきました。外科的処置を行う前に、このレーザーを是非試してみてください。さらに歯内療法が面白くなります。

製 品 名	インパルス　デンタルレーザー
標準価格	5,750,000円（税別）
問合せ先	インサイシブジャパン株式会社 電話 03-6715-6133

耐久性　　　★ ★ ★ ★ ★
手入れし易さ ★ ★ ★ ★ ☆
使用頻度　　★ ★ ★ ★ ☆

振動切削器具

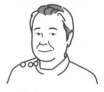

吉松　宏泰
吉松歯科医院

　マイクロスコープの普及に伴い振動切削器具の必要性がより高まってきています。特に歯内療法の分野では通常の根管治療や外科的歯内療法に使用する振動切削器具が、様々なメーカーから発売されています。

　筆者がマイクロスコープを臨床に取り入れた2002年当時は、振動切削器具をマイクロスコープを用いた根管治療に必要なことは知っていましたが、国内発売されておらず、個人輸入して器具を使用していました。暫くして国内の業者が超音波チップを輸入し始めましたが、コストが高く、国内で簡単に手に入るものを組み合わせて使うことを考案しました。

　振動切削器具というのは、超音波すなわち、ウルトラソニックとエアースケーラーに代表されるようなソニックがあります。回転切削器具よりも切削効率は悪いですが、繊細に切削することができます。回転切削器具と手動切削器具の丁度、中間に位置づけられるものが振動切削器具です。

　超音波振動の原理は、超音波発生装置による電流を振動子で振動に変換し、増幅器で振動を増幅しチップに伝達することです。超音波振動には圧電式（ピエゾ式）と磁歪式（マグネット式）があり、いずれの周波数も25,000~50,000Hzです。

　商品名でいうとピエゾ式には、EMS、Satelec、バリオス、エナック、ソルフィーなどがあります。マグネット式には、Cavitoron、オドントソン（GOOF）があります。ピエゾ式の特徴としては、チップの先端がリニアな直線的な動きであり、マグネット式では立体的なループ状の動きをしています。共に発熱が多いという特徴を持ちます。また歯科ユニットにビルトインされているものもありますが、一般的には別ユニットであり、場所を取り、フットスイッチも別に増えることになります。特に根管治療時の超音波の使用は、パワーを弱めに設定してもチップの破折の原因になるため筆者は、ほとんど使用していません。

　ソニック、音波振動は、歯科ユニットから供給された圧縮空気で発生するエネルギーを振動子に伝えて、振動を発生させています。

　周波数は、エアータービンと同じく6,000Hz前後であり、エアー回路の内部圧に依存しています。チップの先端が楕円状の立体的な動きをします。発熱は、超音波と比べやや少ないといえます。またエアー回路を用いるため歯科ユニットから使うことができるため、フットスイッチが増えることはありません（図1）。

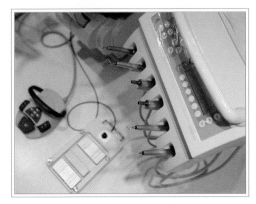

図1
ユニットに内臓されたエアー回路を使えば、フットスイッチが増えることがない。右足でマイクロスコープのコントロールをして、左足でユニットのコントロールをする必要がある。

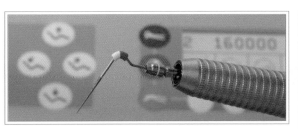

図2
エアースクーラーにつけたマイクロダイヤファイル

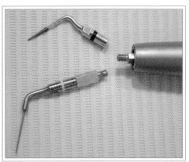

図3
サラレックタイプがカボにつくジョイント

　筆者は、発熱の問題やチップの立体的な楕円の動き、また歯科ユニットから簡便に使うことが可能でフットスイッチが増えることがないため、エアースケーラーを使用する頻度が高いです（図2）。また、エアー回路の手元圧をユニットメーカー規定よりも少し高めに設定しています。

　ソニックフレックス2000,2003（カボ）、シロエアー（シロナ）、シリウス/エナック（長田）、T-Max（ナカニシ）、エアーソルフィー（モリタ）、ルーティー/エミー（ヨシダ）、Synea（W&H）、SFILM（KOMET）、Airson（TDK）のエアースケーラーおよび超音波スケーラー（エナックのみ）のチップは、M3.0 P0.5という規格で作られている商品であり、メーカーは推奨していませんが互換性があることがわかります。

　2003年頃に規格が違うと使いたい形態の超音波チップが使えないため、互換性を持たせるためのジョイントを考案しました。

　超音波のサテレックの規格のものをカボや長田のM3.0 P0.5に変換するものなどを考案しました（図3）。

　その後に先端は、マニーのマイクロファイルやマイクロダイヤファイルを用い

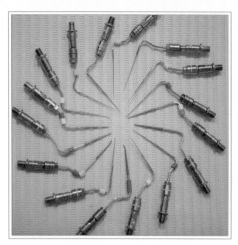

図4
マイクロファイルやマイクロダイヤ
ファイルがついたもの。

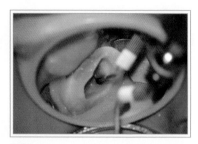

図5
マイクロダイヤファイルで根管口の拡大

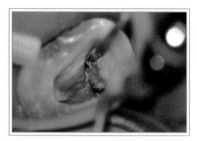

図6
マイクロファイルにて根管形成

て、中間ジョイントは長田のST50-0.8もしくはST50-1.0を用いることですべての
マイクロファイルの使用が可能になることを発見しました。現在はマイクロダイヤ
ファイルは発売中止になり、シャンク径が0.8mmの超音波ダイヤファイルのみが
発売されています。

　マイクロファイルのシャンク部径が直径0.8mm のものはST50-0.8に装着可能、
シャンク径が直径0.9mmと1.0mmのものはST50-1.0に装着可能です（図4）。

　マイクロファイルやマイクロダイヤファイルは、オブチュラの超音波チップな
どと比べかなりコストが抑えられ切れ味が悪くなれば、躊躇なく頻繁に交換するこ
とができます。またマイクロファイルの先端にプレカーブを付与して根管の湾曲に
沿って拡大することも可能です（図5）。

　特にエアースケーラーを使用することにより、ファイルの先端が立体的な楕円
の運動をすることで効率的に根管拡大形成が、安全に迅速に行うことが可能になり
ました。超音波に比べ発熱は少ないですが、間欠的にアシスタントが注水をしてファ
イルを冷却させることが、破折防止にもつながります（図6）。

　さらに回転切削器具で用いられるダイヤモンドバーを振動切削に用いることを

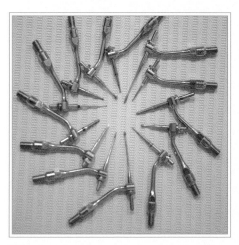

図7
FGバーをつけた振動切削器具

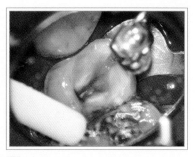

図8
根管形成時にFGバーを振動で用いている。

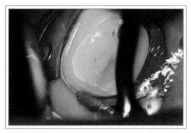

図9
マージンフィニッシュ時にFGバーを振動
で用いている。

考え、ダイヤモンドバーを振動させる器具を考案しました（図7）。

　市販されているダイヤモンドバーが装着可能になるため、形態や長さは基本的にダイヤモンドバーの種類分、存在することになります（図8）。

　根管治療で用いることもありますが、補綴のマージンフィニッシュや外科にも用いることができます（図9）。

製　品　名	マイクロファイル、超音波エンドファイルマニー 6本入り	ST50-チップ、ST50-1.0	ダイヤモンドバーが付くチップ
標　準　価　格	4,950円	5,720円	44,000円
問　合　せ　先	マニー株式会社電話 028-667-1811	長田電機工業株式会社電話 03-3492-7651	吉松歯科医院yoshimatsu@me.com
耐久性	★★★☆☆	★★★★☆	★★★★★
手入れし易さ	★★★★★	★★★★★	★☆☆☆☆
使用頻度	★★★★☆	★★★★☆	★★★★★

08

エンドファイルフォーセップス

手用ファイルを取り付けられるハンドルは
数々ありますが、この製品は簡単に取り外
せるので、治療の流れを止めません。

👍ココ推し

ロック付きの持針器のような形状をしています。手用ファイルの
ハンドルが細いものから太いものまで対応できます。

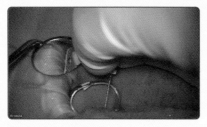

図1
上顎左側第一大臼歯の近心頬側第二根管にファ
イルを挿入したいのだがミラーが指で隠れてし
まい見えない。

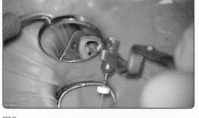

図2
エンドファイルフォーセップスを用いることで
ミラーの邪魔にならずに見ながらファイルを挿
入することができる。

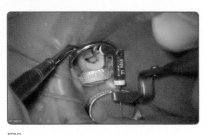

図3
挿入できたらロックを解除して根管方向へずら
してから外すことができるのでファイルが抜け
出してしまうことがない。対合歯側へ外す他製品
では対合歯が邪魔になり外せないこともある。

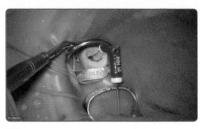

図4
エンドファイルフォーセップスを外したとこ
ろ。MB2に手用ファイルが挿入されている。こ
の後は通常通りに手で操作できる。

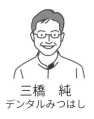

三橋　純
デンタルみつはし

❝ ハンドル付きのファイルを
手で回転させられたらいいのになぁ…
を可能にしてくれます！ ❞

　根管口が見えているのにファイルを入れられない、というもどかしい思いをしたことありませんか？

　マイクロスコープを用いることで肉眼では全く見えなかった根管を見つけることが可能になり、根管治療の成功率が飛躍的に向上したのはすでによく知られたことです。

　しかし実際の治療になると、見つけた根管口に手用ファイルをマイクロスコープで見ながら挿入しようとすると術者の指がミラーを邪魔して根管口が見えなくなってしまうのです。小臼歯くらいまでならミラーを遠くに離すことで何とかなるのですが、大臼歯部になるとそうもいきません。特に上顎大臼歯部の近心頬側第二根管などはどうやっても見ながら入れられずお手上げになることも。ミラーの邪魔にならないようにするためにファイルに柄が付いた製品などもあるのですが、できるのは上下動だけで回転操作はできませんし、コストのことも気になります。そこでおすすめするのがエンドファイルフォーセップスです。これで手用ファイルのハンドルを把持してロックを掛ければ柄付きのファイルに早変わり。ミラーの邪魔にならず見ながら根管口にファイルを挿入することができます。把持する方向も自由自在なので近心根、遠心根どちらにも対応できます。さらにこの製品を気に入っている点は、手元のロックを解除するだけで簡単に外せるのですぐにファイリング、リーミング操作に移れる点です。同様にハンドファイルを保持する他製品はあったのですが、ファイルのハンドルの上から被せてネジで締めるので、外すのにも手間がかかったり開口量が少ない場合は外せないこともあったり、外そうとしている間にせっかく挿入できたファイルが根管口から抜け出てしまったりしたこともありました。このエンドファイルフォーセップスはロックを解除して根管方向へ外して引き出すだけですから抜け出る心配はありません。もちろん根管長測定も可能です。以前は国内で販売されていたのですが、2022年現在は販売されておりません。海外通販サービスなどを用いて入手することをおすすめいたします。

製品名	エンドファイルフォーセップス -Endo File Forceps 90 N/S with Thumlok (Laschal Surgical Instrument)
標準価格	$250.00
問合せ先	https://laschalsurgical.com/product/laschal-endo-file-forceps-90-n-s-with-thumlok/

耐久性　☆☆☆☆☆
手入れし易さ　☆☆☆☆☆
使用頻度　☆☆☆☆☆

09

マイクロファイル・エンドホルダー

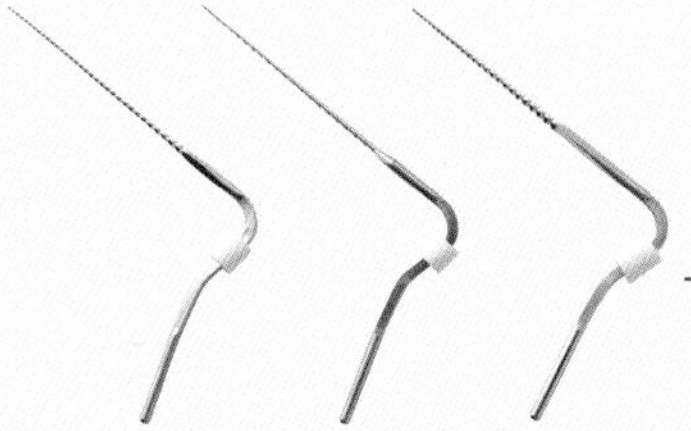

K：#15　H：#15　F：#15

ココ推し

マイクロファイルは各種サイズがありますが、Kファイル、Hファイルは ISO規格通りの2%テーパーです。Fファイルが5%テーパーになっています。

👍ココ推し

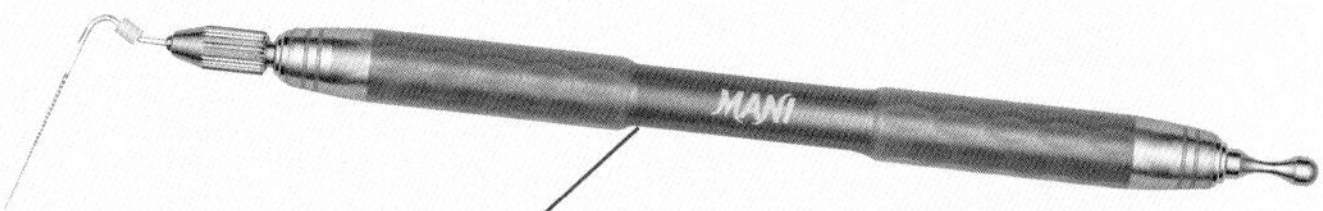

治療部位の視野確保が、手用ファイルでは術者の指が妨げとなりできませんが、エンドホルダーにマイクロファイルを装着使用することで可能になります。

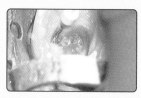

図2
根管口から#15Fファイルを挿入し根管長測定を行っています。

図1
マイクロスコープ下でエンドホルダーに#15Fファイルを装着し、上顎大臼歯の根管口の確認を行っているところです。

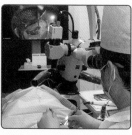

図3
根管長測定後、根管から引き戻した#15Fファイルの形態を観察し、根管の湾曲具合を確認しています。

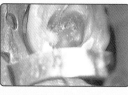

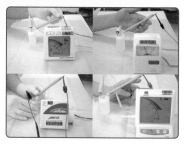

図4
エンドホルダーにマイクロファイルを装着して、エンドホルダーに根管長測定器をつなぐことで根管長測定を行えます。

辻本　恭久
日本大学松戸歯学部 臨床教授
松本歯科大学 臨床教授

“ 根管口を探索・根管の形態を 把握・根管長測定を行える ”

　根管治療を行う場合、1. 歯冠部の感染歯質と天蓋除去　2. 根管口明示〔根管口のストレート化を含む〕　3. 根尖孔へのネゴシエーション〔パテンシーと根管長測定を含む〕　4. 根管拡大形成・根管清掃　5. 根管充填　の順に行っていきます。根管治療を行うにあたり、入り口となる根管口が分からない場合、根管治療は成功しないといっても過言ではないでしょう。手用ファイルで根管口を確認しようとすると、術者自身の指が邪魔になり、手探りの状態で行うため正確に探索することは困難になります。エンドホルダーにマイクロファイルを装着し、ミラーテクニックにて根管口の探索をすることは非常に効果的で、マイクロスコープ下で行うとより効果的です。見つかった根管口を、通常筆者は超音波用チップや、根管口拡大用のNi-Tiロータリーファイルを用いて根管口のストレート化を行います。その後、穿通用ファイルを用いて根尖孔までのネゴシエーション、patency（穿通）を行います。この時に根管長測定も行います。さらに、グライドパス（根管の予備拡大）用のファイルを用いてグライドパスし、Ni-Tiロータリーファイルで根管拡大を行います。

　根管は扁平した形態をしているため、回転切削器具で根管拡大した根管は円錐状に削除されていきます。そのため、いわゆるフィン部分が未削除のまま残ってしまうことがあります。そこで、エンドホルダーにマイクロファイルを装着して、マイクロスコープ下で根管系をチェックし、フィンの部分等を削除して、根管系全体の未削除部分を残さないようにします。もちろん、超音波用チップを用いて同様のことも行います。湾曲根管において、湾曲の先の根管はマイクロスコープを使用しても見ることはできません。根管や歯根形態を知るにはCBCTからの情報が有益ですが、エンドホルダーにマイクロファイルを装着して、根管長を確認しながら根尖孔まで挿入し、その後根管から抜いてくると、マイクロファイルが根管の形態（湾曲度やS字状など）になったまま出てきますから、根管形態を把握するのに役立ちます。筆者のマイクロスコープ下での根管治療では必須の器材です。

耐久性	★★★★☆
手入れし易さ	★★★★★
使用頻度	★★★★★

製品名	マイクロファイル	エンドホルダー
標準価格	TypeK・H：#08.10 3,200円（税別）、#15-40★ 2,200円（税別）、TypeF：#15-30 2,750円（税別）	7,500円（税別）
問合せ先	マニー株式会社　電話 028-667-8591	

※#08,10は単体6本入のみの販売。★の規格は#15-40アソートあり。TypeFはアソートありません。

サージカルバー

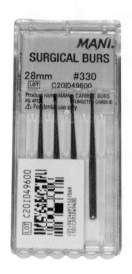

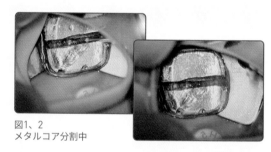

👍 ココ推し

ゼックリアバーとは異なり、先端にのみ刃が付いているので、狙ったところだけを切削できます。

バーの全長が28mmあるので、顕微鏡下でミラー越しに見ながら切削しても、タービンヘッドと被らず、バーの先端を常に見ながら、安全に切削可能です。

図1、2
メタルコア分割中

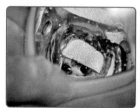

図3
半分除去したところ

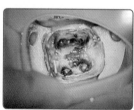

図4
すべて除去したところ

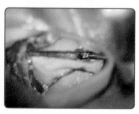

図5
埋伏智歯の分割中

**" 安全で効率的な
　メタルポストの切削除去に最適!! "**

成瀬　遼吉
名古屋駅前デンタルオフィス

　近年、支台築造は、ファイバーポストが主流になっています。しかしメタルによるポストコア（以下メタルポスト）を使用される場面もいまだ多く見受けられます。そのような歯に、根尖病変等による疼痛が発現し、メタルポストを除去する場面は、日々の臨床で比較的多く遭遇する処置ではないでしょうか。

　その中でもとくに上顎前歯の太く、長いメタルポストや大臼歯の複数根にまたがるメタルポストは、臨床家泣かせのことも多く、ポスト除去中には、歯根破折やパーフォレーションを起こさないかなど、ドキドキしながら処置される方も多くいらっしゃると思います。

　このように処置中にはより多くのストレスがかかるにもかかわらず、保険診療内で行う場合では、メタルポスト除去の点数は非常に低いのが現状です。

　さて、メタルポスト除去に関し、現在まで様々な製品や方法が試されています。最も安全な除去方法としては、「メタル部分だけを狙って、正確に削り取る。」ことだと考えます。しかし、すべてを削り取るには、治療時間を要し、患者さんにも負担となります。そこで、筆者はすべて削り取る方法は最終手段とし、多くの症例で超音波スケーラーと組み合わせて除去しています。

　ここでは、メタルポスト除去に用いるサージカルバーをご紹介します。前歯の場合、サージカルバーでメタル側から切削し歯質との間のセメントを明示します。大臼歯の場合、X線やCT上でポストが挿入されている根を事前に把握し、上顎であれば、近遠心方向に、髄床底部への穿孔に注意を払い、サージカルバーをすすめ、セメントを明示し、口蓋根と頬側にメタルを分断します。

　下顎であれば、頬舌方向に同様にサージカルバーをすすめ、近心と遠心で分断し、上下共に「単根」にポストが挿入されている状態にします。その後、超音波スケーラーの振動で、セメントを破壊し、メタルを浮き上がらせ除去します。

　サージカルバーは、メタルポスト除去のファーストステップとして必須のアイテムです。また、筆者は、埋伏智歯のEXTの際に、下歯槽神経が近接している症例は、サージカルバーを用いて、歯冠と骨を見ながら分割可能なのでそちらでの使用もおすすめです。

製 品 名	サージカルバー（28mm, #330）
標準価格	4本入り/ケース,2000円
問合せ先	マニー株式会社 電話 028-667-8591

耐久性　　　　★★☆☆☆
手入れし易さ　★★★★★
使用頻度　　　★★☆☆☆

11

セメンテーション器材

AquaCare

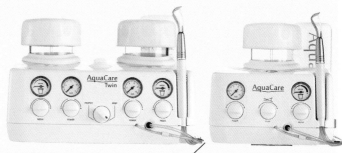

👍 ココ推し

図1：アパタイト
パウダーを2種類装着できるツインと
1種類のみ装着できるシングルがある。

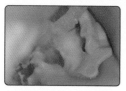

図2
根管充填後の根管内清掃を
アルミナサンドブラストで
行う。

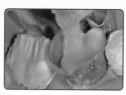

図3
オールセラミックスの接着の
ため被着面をアルミナにて
サンドブラスト処理を行う。

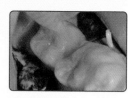

図4
CR修復後の破折した部位の
リペア面のサンドブラスト
処理を行う。

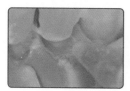

図5
NCCLへのCR充
填のためアルミ
ナサンドブラス
ト処理を行う。

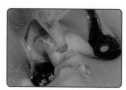

図6
アクセスホール
へのCR充填の
ためにアルミナ
サンドブラスト
処理を行う。

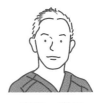

"
オールセラミックス修復の
接着時には欠かせない！
"

青島　徹児
青島デンタルオフィス

1 AquaCare

　「AquaCare」は、口腔内でサンドブラスト処理ができる注水型マイクロアブレージョン＋ポリッシングユニットです。パウダーを2種類装着できるツインと1種類のみ装着できるシングルがあります（図1）。

　AquaCareはパウダーを変えることで、プラークや着色除去、エアアブレージョンによる窩洞形成だけでなく、根管充塡後の根管内清掃（図2）、支台歯の仮着セメント除去やクリーニング、被着面（図3）やコンポジットレジン（以下CR）修復のリペア面のサンドブラスト処理（図4）など、日常臨床の色々な場面で使用できます。

　その中でも特に接着修復を行ううえで、筆者の臨床の中で欠かすことのできないものとなっています。アンレーやオーバーレイのオールセラミックス修復をセットする時、支台歯や被着面はプラークや仮着材が必ずといっていいほど残留し、汚染されています。このような汚染物質を完全に綺麗に除去することは非常に難しいですが、AquaCareを使用することで容易に除去することができます。また、現在はあまり行わなくなりましたが、ハイブリッドインレーを装着後、側壁が脱離することが多くありました。そのほとんどは、窩洞を整えるために覆罩したCRの面から脱離していることが多く、硬化したCRへのレジンセメントの接着力に疑問を抱いていました。オールセラミックス修復においても、CRにて窩洞を整えるために覆罩を行うことはよくありますが、現在はその面をAquaCareによってサンドブラスト処理を行っているので、安心してオールセラミックス修復を行うことができています。接着手順としては、ラバーダム防湿後、粗造になって欲しくない被着面以外に付着したプラークやペリクルなどの有機質を、グリシンやエリスリトールのパウダーを使用し除去した後、被着面を29μmの炭酸アルミニウムにて数秒サンドブラスト処理を行っています。臨在歯も粗面化されないようメタルマトリックスにて防御して行いますが、サンドブラスト後にメタルマトリックスを除去して確認すると、かなり粗面化しているのが分かります。

　そのほかにも、非う蝕性歯頸部歯質欠損（Noncarious Cervical Lesion：以下

製品名	AquaCare
標準価格	アクアツイン 645,000円 / シングル 43,500円（税別）
問合せ先	株式会社アパタイト 電話 03-6380-4949（代）

耐久性　★★★★☆
手入れし易さ　★★★★☆
使用頻度　★★★★☆

CALSET　カルセット

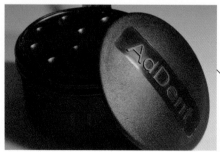

図7
AdDent社のカルセット。
トレーには蓋が付属している。

👍 ココ推し

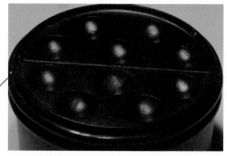

👍 ココ推し

図8
トレーには10個の皿状の
窪みがある。

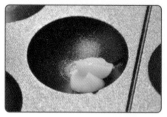

図9
CRをトレーの上に乗せた直後の状態。
まだ固形である。

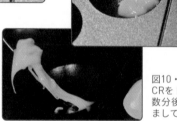

図10・図11
CRをトレーの上に乗せて
数分後の状態。流動性が
ましているのがわかる。

NCCL)への接着処理（図5）やクラウン装着後に抜髄になってしまった時の根幹治療後のリペアや、インプラントアクセルホールへのCR充填などの時（図6）にも使用しています。

2 CALSET （カルセット）

　カルセットは、CRやオールセラミックス、麻酔カートリッジなど歯科材料加温器です。37℃、54℃、68℃の３段階の温度設定が可能です。ヒーターベースとトレーは分離されていて、トレーはCRシリンジトレー、ポーセレンベニアトレー、CRコンピュールタイプトレー、麻酔カートリッジトレーの4種類があります。筆者が使用しているのは、ポーセレンベニアトレーセットで、ポーセレンベニアなどのオールセラミックスだけでなく、必要量のCRをトレーに乗せて、ヒーティングすることが可能です。現在、臼歯部接着修復物（Posterior indirect Adhesive Restorations：以下、PIAR)における接着は、レジンセメントが主流です。しかし筆者は現在、被着面に対してサンドブラスト処理を行い、ヒーティングした充填用のペースト状のCRをセメントとして使用し、オールセラミックスを接着しています。このような接着法の変化に伴う接着力の飛躍的向上により、インレー（咬頭被覆なし）、アンレー（一つ以上の咬頭を被覆）のような部分被覆冠はもとより、広範囲の歯質欠損に対し、以前は全部被覆冠であるクラウンのような形成デザインを行っていましたが、近年ではオーバーレイ（完全に咬頭を被覆）でも、軸面形成を行わないテーブルトップやパラメトリックプレパレーションなど、従来の基本的形成デザインとは異なり、新たな概念による形成デザインに変化しつつあります。接着手順としては、あらかじめポーセレンベニアトレーを68℃に設定し、セメントとしての必要量のCRをカルセットトレーの上でヒーティングしておきます（目的の設定温度になるまで約14分）。被着体内面にシランカップリング剤を塗布後、シランカップリングの活性化のためカルセットトレーに乗せヒーティングします。

　その後、被着体内面に直接充填用のボンディング剤を塗布、光照射せずにヒーティングしたCRをその上にのせます。

　アクアケアによってサンドブラスト処置が終わった被着面とリン酸エッチングし、水洗、乾燥、2液性の接着システムであれば、プライマー、ボンディング剤を順に塗布、光照射せずに被着体を圧接。しっかりとシーティングさせ光照射を行います。

製 品 名	カルセット ポーセレンベニアトレーセット
標準価格	69,800円
問合せ先	株式会社ヨシダ 電話 0120-178-148

耐久性　　　☆☆☆☆☆
手入れし易さ ☆☆☆☆☆
使用頻度　　★★★★☆

12

アダプトセクショナル マトリックス（Kerr）

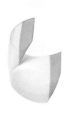
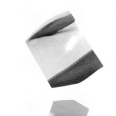

 ココ推し

青と紫が6.5mm、黄と橙が5.5mmの高さで、黄と青が緩い豊隆、橙と紫が大きな豊隆となっていて、歯の形態に合わせて選択することができます。

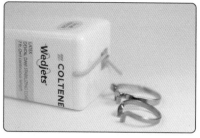

図1
リング状のリテーナーと紐状のラバーウェッジ

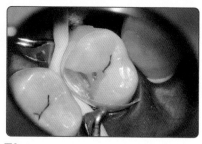

図2
アダプトセクショナルマトリックスを歯に設置した状態。

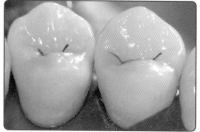

図3
充塡後の下部鼓形空隙の形態と適合が良好。

" 精密な臼歯隣接面充塡にはコレ！ "

菅原　佳広
月潟歯科クリニック

　コンポジットレジン修復において隣接面コンタクトの回復はとても重要な要素です。臼歯部においては間接法によるインレーという選択肢もありますが、コンポジットレジン充塡の方が、歯質削除量が少なくMI（Minimal Intervention）の概念に近いといえます。古くはトッフルマイヤーリテーナーを用いた充塡法がありましたが、帯状のマトリックスを締め付けるため辺縁適合性が良好であるのと引き替えにコンタクト圧が低くなる傾向にありました。さらに、マトリックスには歯冠形態に適合するような湾曲を付与することが困難であるため隣接面形態が直線的になる欠点がありました。これに対しアダプトセクショナルマトリックスは、歯冠形態に適合する湾曲が付与されていて湾曲の強さも選択することが可能であるため歯冠形態に適合します。リング状のリテーナーと組み合わせて使用することにより、マトリックスの厚さを歯間離開させて補償することができます（図1）。

　歯肉側の窩縁に対してはウェッジを用いて適合させますが、紐状のラバーウエッジを用いることにより、マトリックスの適合精度はさらに向上します[1]（図2）。金属製のセクショナルマトリックスと比較してこのマトリックスはPET（ポリエチレンテレフタレート）製でコシがあって形態が崩れにくく照射器の光が届きやすいという利点があるため、とても使いやすいと考えています[2]。充塡後の適合と形態の良さ、特に歯肉側窩縁の適合の良さは特筆すべき点だと思います（図3）。金属代高騰の時代で審美的にもメタルフリー修復のニーズが高まり、MIの観点からもコンポジットレジン充塡の必要性が高まってきています。ラバーダム防湿下でマイクロスコープを用いた充塡にはこの製品を強くおすすめします。

文献

1）Mitsuhashi J: Replacement of Class II composite resin restoration by microscope-aided restoration with good conformity and cleaning characteristics. Int J Micro-dent, 5:20-24, 2014.
2）Sugawara Y, Oohashi M, Ogura I. et al.:Composite resin restoration for proximal caries in the molar region extending below the gingival margin. Int J Micro-dent, 10:14–19, 2019.

製 品 名	アダプトセクショナルマトリックス（Kerr）
標準価格	50枚入り1箱　4,000円（税別）
問合せ先	カボデンタルシステムズ株式会社 電話 03-6866-7480

利便性	☆☆☆☆☆
価格設定	☆☆☆☆☆
使用頻度	☆☆☆☆☆

※現在、メーカー欠品のため入手困難な状況が考えられますのでご注意ください。

バイオクリアーマトリックス

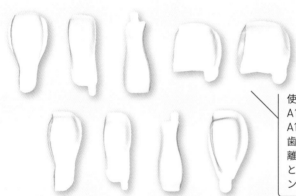

ココ推し

使用頻度が高いのは前歯用で、A101上顎近心・A102上顎遠心・A103下顎前歯・DC201上顎近心歯間離開・DC202上顎遠心歯間離開・DC203下顎前歯歯間離開とバラエティーに富んだラインナップです。

上顎前歯				下顎前歯			
BT062 ブルー LL	BT072 グリーン L	BT082 イエロー M	BT092 ピンク S	BT061 ブルー LL	BT071 グリーン L	BT081 イエロー M	BT091 ピンク S
幅：4.68mm 高さ：17.48mm 厚さ：75μm 湾曲幅：0.8mm 歯間空隙：2.5mm	幅：4.64mm 高さ：17.48mm 厚さ：75μm 湾曲幅：0.6mm 歯間空隙：2.0mm	幅：4.64mm 高さ：17.48mm 厚さ：75μm 湾曲幅：0.4mm 歯間空隙：1.5mm	幅：4.66mm 高さ：17.48mm 厚さ：75μm 湾曲幅：0.2mm 歯間空隙：1.0mm	幅：4.35mm 高さ：15.46mm 厚さ：75μm 湾曲幅：0.8mm 歯間空隙：2.5mm	幅：4.20mm 高さ：15.46mm 厚さ：75μm 湾曲幅：0.6mm 歯間空隙：2.0mm	幅：3.83mm 高さ：15.46mm 厚さ：75μm 湾曲幅：0.4mm 歯間空隙：1.5mm	幅：3.72mm 高さ：15.46mm 厚さ：75μm 湾曲幅：0.2mm 歯間空隙：1.0mm

（歯頸部辺縁線、コンタクト）

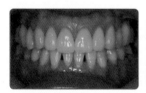
下顎前歯の隙間が気になるとのことで来院。

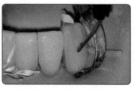
BTを用いコンポジットレジン修復を行う。

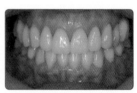
術後-歯を削ることなく審美的改善を行うことができた。

"
MI審美修復治療に欠かせない マトリックス
"

天川　由美子
天川デンタルオフィス外苑前

　このバイオクリアーマトリックスセットは、前歯用・臼歯用そしてブラックトライアングルキットの3種類あります。初めてこのマトリックスを目にしたのは10年ほど前のアメリカでの学会です。良さそうだなと思い購入したのですが、その場になかったので後日郵送でした。しかし、税関で止められ色々資料を提出しましたが認められず、結局手に入らず残念な思いをしました。5年前、日本で購入できるようになったときは本当に嬉しかったという思い入れのある!?マトリックスです。

　前歯用マトリックスは、マトリックスのケースに適応した図が書いてあるので選択は非常に簡単。歯頸部付近をトリミングしてそのカントゥアーにぴったり合わせることで、素早く理想的形態を作ることができます。注意点は、マトリックスが重なっていないか注意することと他の部位用と混ざらないようにすることです。

　また、症例は限られますがブラックトライアングルキットも非常に気に入っています。まず何人かの患者さんに、「前歯の隙間は気にされていますか？」と聞いてみてください。矯正後や加齢に伴う歯肉退縮で生じているブラックトライアングルを気にされている方は意外といらっしゃいます。気にはなるけど、歯を削りたくないし治療法はないと諦めていらっしゃる方がほとんどです。そのような症例にクラウンやラミネートベニアを計画した場合、かなりの歯質削除量が必要になります。コンポジットレジン修復であれば、歯を削ることなくもっともMIな審美修復治療を行うことができます。ブラックトライアングルキットには、上下顎前歯用でそれぞれS・M・L・LLの4種類あり、専用ゲージで選ぶべきマトリックスがわかるよう色分けされています。前歯用と異なり、設置前のトリミングは必要ありません。ブラックトライアングルをコンポジットレジン修復する際、マトリックスを歯肉縁下に挿入しないと理想的な形態になりません。このバイオクリアーマトリックスは程よいコシもあり使いやすく、うまく設置すれば形態修正量も少なくなります。もっともMIな審美修復治療として、私の最近のマイブームになったきっかけのマトリックス。一度使ってみてください。

製品名	モリムラ バイオクリアーマトリックス
標準価格	バイオクリアーマトリックス前歯用　19,800円 バイオクリアーブラックトライアングルキット 　フルキット　　　　　　　　　　36,500円
問合せ先	株式会社 モリムラ 電話 0120-33-8020

利便性	☆☆☆☆☆
価格設定	☆☆☆☆☆
使用頻度	☆☆☆☆☆

14

充塡用極細チップ
Ciフラットエンドニードル 直タイプ30G（C-K Dental）

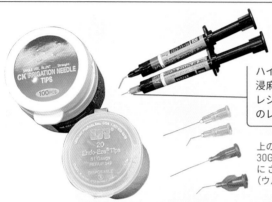

👍 ココ推し

ハイフロータイプのレジンを用います。浸麻針と同じ太さの30Gでフロアブルレジンを押し出せるのでごく僅かな量のレジンを追加填入が可能になります。

上のイエローがCiフラットエンドニードル30Gの切断前後。下のオレンジは参考までにさらに細いエンドイーズチップ31G（ウルトラデント）を併載する。

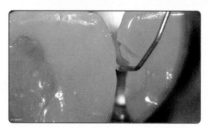

図1
僅かにレジンを押し出してから塗るようにして追加充塡する。

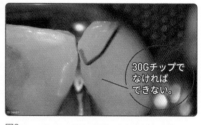

30Gチップでなければできない。

図2
歯間離開した上で隣在歯に付かないようにレジンを盛り上げている。

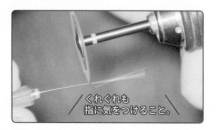

くれぐれも指に気をつけること。

図3
ダイヤモンドディスクやレジンディスクなどで適度な長さにカットする。

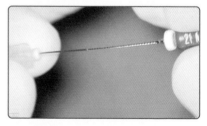

図4
10番の手用ファイルでニードル先端をファイリングしてカット時の金属削片を除去する。

**❝ほんの僅かだけフロアブルレジンを
追加したいときに重宝するチップ ❞**

三橋　純
デンタルみつはし

　フロアブルレジン、便利ですよね。何といってもシリンジを握るだけで簡単に充填できる操作性が忙しい臨床医にウケているのだと思います。機械的物性が飛躍的に向上し、前歯部のみならず臼歯部咬合面にも適用され、フロアブルレジンだけでコンポジットレジン修復を完了している、という先生もいらっしゃるようです。

　コンポジットレジン修復を一変させてしまったフロアブルレジンですが、少し困ることがないでしょうか。MIデンティストリーのために極小に形成された窩洞や裂溝などになかなかチップ先端が入らずに苦労したことはありませんか。またホンの僅かだけ追加しようとしたら不如意に多く添加されてしてしまい形態が崩れてしまったり。

　これらフロアブルレジンを使いこなすうえでのちょっとした問題点を解決してくれるのが極細のシリンジチップです。製品購入時に付属してくるシリンジチップより細いチップを用いることでぐっとフロアブルレジンの使い勝手が良くなるのです。

　筆者が日常で使用しているのがこのニードルです。本来は根管洗浄用のニードルなのですが流用しています。

　使用の前にちょっとした加工が必要です。購入時点ではニードルが長すぎてレジンを押し出すことができないのです。そこで、技工用ディスクを用いてあらかじめ短くカットしておきます。短いものや少し長めのものなど何種類か用意しておくと良いと思います。技工用ディスクを使う際にはくれぐれも指先を傷付けないように十分に気を付けてください。また、ディスクでカットしたままのニードル先端は内径が切断時に生じた金属片で埋まっているのでそのままではレジンを押し出せません。そこで10番の手用ファイルでニードル先端をファイリングしておくこともポイントです。

　また、ニードルの付け根のプラスチック部分が半透明なので診療室の蛍光灯や顕微鏡のライト等で固まってしまうこともあります。その際には交換してください。

製 品 名	充填用極細チップ -Ci フラットエンドニードル　直タイプ30G (C-K Dental)
標準価格	690円（100本）
問合せ先	Ciメディカル 電話 0570-058000

耐久性　★★★★★
手入れし易さ　★★★★★
使用頻度　★★★★☆

15

MAPシステム

2019年6月執筆

ココ推し

MAPシステム器具
JP-Kit2には＃90と＃110、2本のニードルが付いています。専用のオートクレーブ可能なケースに収納でき、滅菌後の管理もしやすいです。

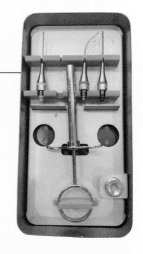

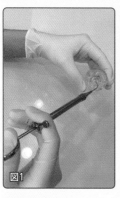

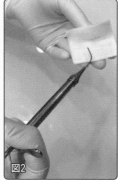

図1. ニードル洗浄
MTAを充填したら毎回ダッペングラス内の精製水中でプランジャーの出し入れをして洗浄する。

図2. 水分除去
洗浄後プランジャー内のMTAがなくなったら水分を拭き取る。この時プランジャーを目一杯押し出した状態でワッテを使い水分を拭き取る。

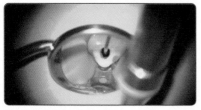

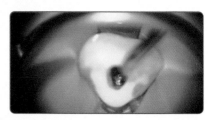

図3. MTA根管1
根管深くまでニードルが入ることでMTA充填が容易になる。

図4. MTA根管2
根管内にMTAが填入されたらプラガーなどで死腔ができないように充填する。

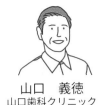

山口　義徳
山口歯科クリニック

" MTAの充塡には欠かせない MAPシステム "

　1993年に米国ロマリンダ大学のDr.Mahmoud Torabinejadにより開発された MTAセメントは辺縁封鎖性に優れ、当クリニックでも2005年より臨床での使用を 開始、現在では使わない日はないと言っても過言ではありません。

　MTAセメントの利点は周知の事実になっておりますが、欠点として操作性（器具 離れ）の悪さがあり、それを補うには確実な器具操作が必要だと考えます。とくに 細い根管充塡の場合、根管口付近にMTAをおき、根管口内に充足するのは非常に難 しい操作になるのと同時にMTAセメントが途中でスタックして死腔ができてしま うなどの不具合も起こります。すべてが解決する訳ではありませんが、MTAを最初 から根管内にデリバリーできれば比較的操作が簡単になります。

　いくつかの方法を試してみましたが、根管内や露随部、パーフォレーション部分 に確実にデリバリーできる器具はこのMAPシステムが一番優れており、現在では MTAを使用する時には必ずこの器具を使います。

　使用に際しいくつか注意して頂ければ長くお使い頂ける器具になります。まず、 MTAの調度ですが硬すぎるとニードル内でMTAが硬くなり出なくなります。この 状態で無理矢理押しだそうとすると、プランジャーが曲がってしまいますので、柔 らかめに練るようにしてください。これはプランジャー内に塡入するMTAの量が多 すぎても同じことがおこります。次に充塡後、1回ごとに精製水を入れたダッペン グラス内でプランジャーを出し入れをして、中に残ったMTAを洗ってください。少 しの詰まりがきっかけになり固まってしまうと、ニードルを交換することになって しまいます。さらに精製水で洗ったニードル内には水分があり、次に充塡するMTA が柔らかくなりすぎてしまいます。洗い終わったら必ずプランジャーを押し出した 状態でガーゼを使用し水分を拭き取ってから次のMTAを充塡してください。

　以上の注意点を守って使えば、長期間良い状態でMAPシステムをお使い頂ける と思います。MAPシステムは治療の正確性と時間効率がとても良い素晴らしい器 具だと思います。

製 品 名	MAPシステム
標準価格	98,000円（税別）
問合せ先	株式会社マイクロテック 電話 03-5827-1380

耐久性	★★☆☆☆
手入れし易さ	★★☆☆☆
使用頻度	★★★★★

ニエットキャリア

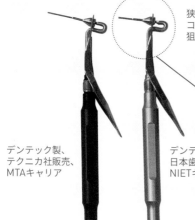

狭い根管口付近でも先端やヘッドが
コンパクトなため、見やすく、
狙った部位にセメントを置きやすい。

ココ推し

硬化が比較的早いバイオセラミックス、
MTAセメントを効率的にデリバリー可能!!

デンテック製、
テクニカ社販売、
MTAキャリア

デンテック製、
日本歯科商社販売、
NIETキャリア (小)

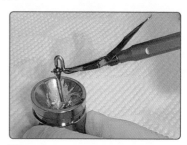

図1
セメントをステンレス等の容器内で混和
した後に、尖端で軽く押し入れる。

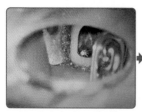

図2
ミラー越しに適切にセメント
を充填していく。

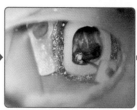

図3
プラガーで押し込んで…

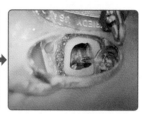

図3
押し込み終えた。

> "
バイオセラミックス、MTAセメントの根管充填には必須アイテム!! "

成瀬　遼吉
名古屋駅前デンタルオフィス

　MTAセメントの覆罩剤として国内で薬事認可がおりてから、約15年が経過しました。覆罩剤の他、パーフォレーションリペアとしての役割が多くを占めました。近年、根管充填材としても広く応用され始めましたが、ガッタパーチャポイント等従来の根管充填材よりも、操作性に難があり、今現在も多くの臨床家はガッタパーチャポイントを用いた根管充填法を用いています。また、それら材料は高価であり、保険診療での使用にはハードルが高く、顕微鏡下でかつ、ラバーダム防湿下でなければ、「見えづらい」材料であるため、頻繁に使用されている臨床家がまだまだ少なく、使用法について議論を重ねている材料です。

　このニエットキャリアは、従来のアマルガムキャリアを3Mix-MP用に改良した製品ですが、バイオセラミックスやMTAセメントを充填する際に、筆者は応用しています。根管充填時に根管口部に置き、経の細いプラガー等で、根尖付近まで押し込むように使用しています。

　つい最近では、同じくデンテック製でテクニカ社からその名も「MTAキャリア」という製品が発売されました（左図製品黒色）。ニエットキャリアと外径は同サイズですが、長さがあるため、上顎前歯など根が長い症例や湾曲根管の根管充填時にはそれらセメントをデリバリーしやすくなり、応用が効きやすくなりました。

　ひとつ難点は、それらセメントの初期硬化が早い製品が多いため、大臼歯の根管充填時など、根管が多い症例や使用時間が長い場合は、術者、アシスタント共に、使用中から頻繁に部品の中でセメントが硬化せぬように、常にノブを動かすなど、配慮が必須です。

　最近では、MTA系シーラーや操作性の良い根管充填材を目にするようになりましたが、実績やエビデンス等の観点から、粉と精製水等で混和するMTAセメントが主流であるため、上記キャリアでの根管充填をおすすめします。

製 品 名	ニエットキャリア
標準価格	7,200円（1本）
問合せ先	株式会社 デンテック 電話 03-3964-2011

耐久性	★★☆☆☆
手入れし易さ	★☆☆☆☆
使用頻度	★★★★☆

イージークラウンリムーバー

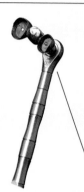
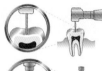

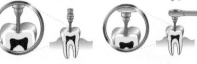

除去する修復物に小さな穴（アクセスホール）を開け、メタルリムーバーを装着、専用ラチェットで支台歯から修復物を引き離します。たったこれだけの操作で撤去を可能にした画期的なインスツルメントです。

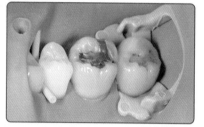

図1
今までなら周囲に金属粉を撒き散らしての撤去になります。

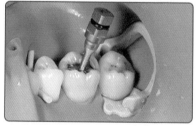

図2
アクセスホールにメタルリムーバーを装着。

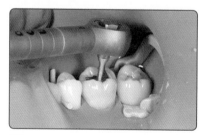

図3
ラチェット操作でインレーが支台歯からゆっくり引き離されます。

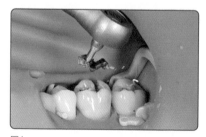

図4
患者にも術者にもストレスが少ないと実感します。

"「ポンと取れたらいいのに。」の願いが現実に！"

岡崎　伸一
岡崎歯科

1 低侵襲です

　日常臨床で頻回に行うインレーやクラウンの除去では、長時間の金属切削により患者が受ける不快感や、切削粉を含む飛沫、あるいはスリットを入れてドライバーを用いることによる隣在歯への水平的な力など、その都度注意を要します。「ポンと取れたらいいのに。」そんな安直と言われそうな思いは果たして実現しました。わずかなアクセスホールを足場に垂直的に支台歯から修復物を引き離す画期的な除去器具、それがイージークラウンリムーバーです。

使用方法

1. 除去用カーバイドバーでセメントラインまでアクセスホールを形成
2. サイドカッターを有するスペーサーで作業の足場を整える
3. メタルリムーバーを挿入しゆっくり回して噛み込めば準備OK
4. ラチェットを装着してトルクをかけることで修復物はゆっくりと歯から離脱する

　その最大の特徴は低侵襲であり、従来の除去に関わるストレスの軽減はもちろん、修復物を大きく壊さないことから除去後のテンポラリーとしての使用も可能です。侵襲度、処置時間等あらゆる面で患者メリットを実感させられます。

2 ただし摘要を見定めて使用します

　支台歯を抵抗源にメタルリムーバーが把持した修復物がいわば「ジャッキで引き上げられる」手法のため、修復物直下でのう蝕や強度の低い裏層材など抵抗源が得られない場合、本法は使えません。また支台歯側に歯質の菲薄や破折という強度上の問題がある場合も使用は控えるべきで、当然ながらトルクのかけ過ぎもご法度です。

　そうした摘要を見定めたうえであっても私の臨床に頻回に登場し、余りあるメリットを感じずにはいられない手放せないインスツルメント、それがこのECRイージークラウンリムーバーです。

製 品 名	イージークラウンリムーバー
標準価格	標準価格7万円〜（税別）
問合せ先	株式会社フォレストワン 電話 047-474-8105

耐久性	★★★★☆
手入れし易さ	★★★★★
使用頻度	★★★★☆

41

ワムキークラウンリムーバー

 ココ推し

３種類の先端の大きさを用意しています。歯軸方向に力が掛かるため歯に無理な力がかからず簡単に除去できます。診療時間の短縮効率化に最適。

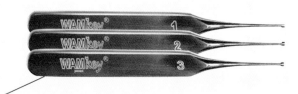

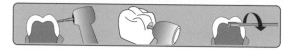

使用方法
アクセスしやすい場所にホールを形成しワムキーリムーバーを回転。

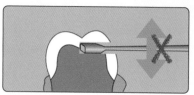

使用方法注意
決して上下にこねてはいけません。

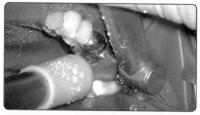

図1
下顎右側６　ホールを形成します。

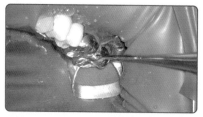

図2
No.1ワムキーリムーバーをホールに挿入し回転させます。

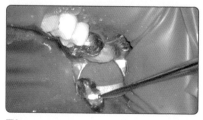

図3
あっという間に除去完了。

"
パカッと取れて楽しい
クラウン除去器具
"

表　茂稔
おもて歯科医院

　根尖病変、不良補綴物、二次う蝕などクラウン・ブリッジを除去する機会は日常臨床では頻度が高い処置です。

　様々な除去の方法や撤去器具がありますが、最も一般的な方法はクラウンにスリットを入れてドライバータイプの器具で除去する方法ではないでしょうか。

　かつて筆者はクラウンの除去ぐらいで特別な器具は必要ないと考えていて、上記の方法でクラウン・ブリッジの除去を行っていましたが、思わぬ苦戦を強いられたこともしばしばありました。そのような時は支台歯にリテンショングルーブが付与されている場合、メタルが異様に厚い場合、銀合金のクラウン（私見）であることが多いと感じています。術前デンタルX線写真ではリテンショングルーブの有無やメタルの厚みは予測できません。

　限られた診療時間で効率よく除去する方法はないものかと考えていたところ、ちょうどワムキークラウンリムーバーをすでにお使いの先生から勧められ購入しました。

　なんのワクワク感もなく使ってみたのですが…楽しい！クラウン除去で楽しいとはちょっとヘンですが、パカって取れた時は楽しいんです！

使用方法

1. アクセスしやすい方向から咬合面側の支台歯とクラウンの境界にホールを形成します。
2. なるべく中心窩付近まで形成すると除去しやすいです。この時マイクロスコープやルーペを使用するとクラウンと支台装置の境界が認識しやすいです。
3. 最初にNo.1を形成したホールに入れ回転させます。もし空転するようならNo.2へと順次径の太いものに変えてください。上下にこねてしまうとワムキーリムーバーは曲がってしまいますので必ず回転させてください。

　もし診療時間が足りなければ、除去したクラウンを即時重合レジンでウォッシュしてテックとして使用することが可能です。

　ワムキーリムーバーを使用してもなかなか除去できない場合は無理に続けずに、頬側にスリットを入れてから再びワムキーリムーバーを使用すると除去できることがあります。いくつかの除去方法の引き出しも持っておくと良いですね。

製 品 名	ワムキークラウンリムーバー
標準価格	3本セット 50,000円（税別）、各1本 20,000円（税別）
問合せ先	クロスフィールド株式会社 電話 03-5625-3306

耐久性	★★★★★
手入れし易さ	★★★★★
使用頻度	★★★☆☆

ラバーダムクランプ　#212

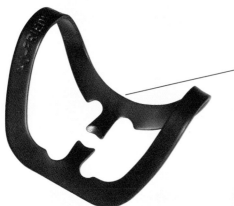

ラバーダムの上から歯肉を圧排し、術野を明瞭にしてくれますので、頬側歯頸部う蝕の修復クオリティが一気に高まります。

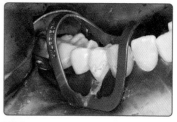

図1
圧排糸を併用し治療部位を明瞭にする。

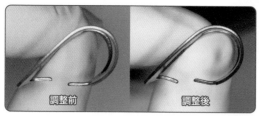

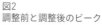

図2
調整前と調整後のピーク

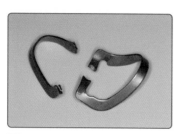

図3
片方を切断し半分を利用する。

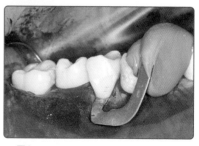

図4
外れやすい場合は隣在歯を利用し固定する。

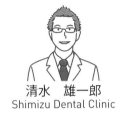

" 頬側歯頸部修復の必須アイテム "

清水　雄一郎
Shimizu Dental Clinic

　接着修復を成功させるためには、ラバーダムが役立つことはご存じかも知れません。しかしながら、歯頸部の修復においては、ラバーダムシートが歯肉に押されて上がってしまい、それ自体が治療の妨げとなってしまう場合があります。シートの縁を歯肉溝に折り込んだり、フロスで歯頸部を結んだり、様々に対応しますが、それでも術野を完全に明瞭にすることが困難な場合もあります。

　#212クランプを使うと、それらの問題を一気に解決できます。このクランプは、筆者の所属する米国タッカー・ゴールドスタディクラブを通して学びました。正しく用いることで、歯頸部歯肉ごとラバーダムシートを圧排してくれますので、防湿と同時に術野を明瞭にするというラバーダムの目的を達成することができます。唾液、口腔内の湿度を遮るだけでなく、歯肉溝滲出液の浸入を防ぎ、歯肉を器具でうっかり触れてしまうことによる出血も予防。研磨を行う際にも、修復物と歯の境界が明瞭に見えるので、オーバーやアンダーといった充塡ミスを防ぎ、精度の高い治療結果をサポートします（図1）。

　購入したままでは、頬舌側のビークがほぼ一直線になっており、やや圧排効果が弱い状態です。プライヤーを用いて、頬側のビークを歯根方向へ、舌側のビークを歯冠方向へ曲げてあげると、さらに使い勝手の良いクランプとなります（図2）。また、#212は、幅の広いクランプですので、叢生などの歯列不正や、臼歯部の主クランプの位置によっては、それらにぶつかってしまい装着できない場合があります。そのような時は、片側のスプリングを切断し、小さく改良して使うことができます（図3）。装着時に、歯肉で押し返されたり、ラバーダムシートを通した舌圧でクランプがはじかれてしまう場合には、歯のアンダーカットを利用して、スプリング部分をコンパウンドやバイト材などの材料で固めてしまうと、外れることなく安心して治療することができます（図4）。

　歯頸部修復の長期予後でお悩みでしたら是非試してみてください。歯肉側の接着操作をより確実に行うことができるでしょう。

製 品 名	ラバーダムクランプ　#212
標準価格	1,800円程度
問合せ先	Hu-Friedy, 他各社 電話 03-4550-0663（代）

耐久性　　☆☆☆☆☆
手入れし易さ ☆☆☆☆☆
使用頻度　 ☆☆☆☆☆

ロングシャンクバー
Dr.Mitsuhashi Micropreparation set（MaryDia）

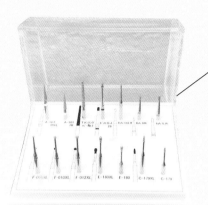

Dr. Mitsuhashi
Micropreparation Set （Restoration）

コゝ推し

同じ先端形状で、通常シャンクと長いシャンクのバーがあるので、浅いところから深いところまで移行的に形成できます。

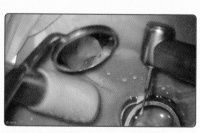

図1
上顎右側４番近心のう蝕除去中。

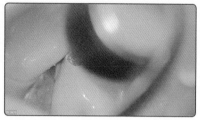

図2
窩洞が深くなってくると通常の長さのシャンクではヘッドが邪魔になり見えなくなる。

図3
シャンクの長いバーにすれば患部を見ながら形成を続けられる。同じ先端形状なので移行的にできる。

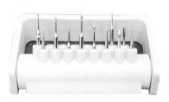

図4
特に使用頻度の高いものをバースタンドにセットしている。このまま洗浄、滅菌ができるし、紛失も防げる。

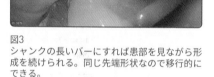

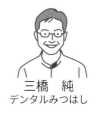

" 患部を見ながら形成するためには
シャンクが長いバーが必要です **"**

三橋　純
デンタルみつはし

　拡大鏡やマイクロスコープを用いて窩洞を拡大して見てう蝕の取り残しがない
ように注意する、そして必要最小限の削合に止めることはMIデンティストリーの
基本中の基本です。歯科治療は "見て判断" することがほとんどなので、拡大鏡や
マイクロスコープなどの視覚強化装置が我々の診断能力向上にもたらしてくれた恩
恵は計り知れません。しかし歯科治療は "診断して終わり" ではなく、何らかの処
置が必要なことがほとんどです。視覚強化装置により得られる拡大視野を見続けな
がら処置をすることで、診断に加え処置の飛躍的な質向上が可能になります。

　内側性の窩洞形成をタービン、高速コントラなどの回転切削器具でしていると形
成が内部の深いところに進むにつれてバーの先端や感染象牙質が見えなくなってし
まうことがあります。これはハンドピースのヘッドが視線を遮ってしまうからです。
もちろん窩洞の入り口を大きく削合すれば再び見えるようにはなるのですが、それ
ではMIデンティストリーとは言えなくなります。

　そこで活躍するのがロングシャンクバーです。通常のダイヤモンドバーよりも
シャンク部分が長いのでヘッドに遮られなくなります。他社にも様々なロングシャ
ンクバーがあるのですが、Mary Diaのロングシャンクバーは次の点が優れています。

1. 高い強度と優れた精度により切削時のブレが非常に少ないので振動も少なく、
   患者とハンドピースに優しい形成をすることができます。特に患者に対する振
   動はたとえ麻酔下であっても不快感として感じてしまうので、これを軽減でき
   るのは臨床医としての評価に繋がります。

2. 先端のダイヤモンド部の形状は、全く同じでシャンクの長さが通常のものと長
   いものがセットで用意されています。しかも用途に応じて複数の形状があるの
   です。他社製品ではロングシャンクのバーのみのことが多く、これではダイヤ
   モンド部の形状が異なってしまい、ロングシャンクバーに変えた際に形成面に
   連続性がなくなってしまうのです。

　拡大視を診断だけでなく、処置にも有効に使うために必須なのがロングシャンク
バーなのです。

製 品 名	ロングシャンクバー Dr.Mitsuhashi Micropreparation set (MaryDia)
標準価格	10,300円（13本セット）
問合せ先	株式会社 日向和田精密製作所 電話 0428-24-3711

耐久性　　　★★★★★
手入れし易さ　★★★★☆
使用頻度　　　★★★★★

21

ダイヤモンドバー370シリーズ（オクルーザルアンレーセット）

ラインナップは、小臼歯用、大臼歯用の2種類で、それぞれ形成用のミディアムと仕上げ用のファインがある。モックアップの上から一気に修復可能な最小限の厚み分を形成できる。

 ココ推し

形成用（ミディアム）	855D-016	370-030	370-035	-	858-010	-
仕上用（ファイン）	-	8370-030	8370-035	8849P-016	8858-010	8856-014
用　　途	ガイド付与咬合面削除	咬合面の形成と仕上		頰側舌側の形成と仕上	隣接面の形成と仕上	移行部の仕上
		小臼歯用	大臼歯用			
作業長 (mm)	6.0	7.5	10.5	4.0	8.0	8.0
最大径 (mm)	1.6	3.0	3.5	1.6	1.0	1.4
全　長 (mm)	21.0	21.0	23.0	19.0	21.0	21.0
テーパー	2.5 度	-	-	3 度	2 度	1.7 度
最高回転数	毎分 45 万	毎分 10 万		毎分 16 万	毎分 30 万	毎分 45 万
適正回転数	毎分 16 万	ミディアム：毎分 10 万 ファイン：毎分 2 万		ミディアム：毎分 16 万 ファイン：毎分 2 万		
価　格 (5入)	￥5,000	￥7,000	￥7,000	￥7,000	￥5,000	￥5,000

ダイヤ粒子サイズ：107μm(ミディアム)、46μm(ファイン)　シャンク：FG

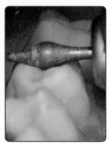

図1
形成用のミディアムでモックアップの上から、バーの厚みの半分を目安に一気に撫でるだけで、きれいに過不足なく形成できる。

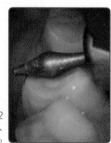
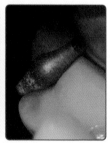

図2
仕上げ用のファインで形成面を平すだけで、
"Preserve the Enamel"を実践できる。

構　義徳
六本木カマエデンタルオフィス

" 中央裂溝部と咬合面の 解剖学的相似形形成に最適 "

　"接着"は、もはや歯科治療を語るうえで外すことができないワードです。それはなぜかというと、圧倒的に保存的であり、結果的に審美性を保ちつつ永続性を伴うからです。"前歯部はいいけど臼歯部は割れる"という負の遺産とも言える先人たちからの教えから、臼歯部においては、まだまだ日本の歯科では浸透が行き届いていないように思われます。

　どのようなデザインで、どの程度の形成量が必要なのか？それが不明なので手を出しにくいのかもしれませんが、即時重合レジンやコンポジットレジンなどで、最終的な形態を回復させたのち（mock-up）その上から、このバーの半分の深さで、歯の解剖学的形態に沿ってバーを横に動かすだけで、あっという間に必要最小限の形成で臼歯部咬合面に相似形のきれいな形成面が出来上がります。

　ミディアムとファインがあるので、残存する歯質が少ない時などは、軽くファインでなぞるだけ等もできますし、小臼歯用、大臼歯用とあるので、ちゃんと使い分けることで、過不足ない適切な形成量が得られます。

　今まで使ってきた咬合面用の蕾状やフットボール状のバーと比べて、頬側内斜面、舌側内斜面の削除量の微妙な違いなどが出にくいので、セラミックオンレーやオーバーレイ、テーブルトップベニアなどの形成に、おすすめのバーです。

　咬合面のみならず、頬側、舌側の形成や、移行部の仕上げなどを、370シリーズの他のバーで、きちんと使い分けることで、適切な削除量を保ちながらオクルーザーアンレーの形成を仕上げることができます。

製品名	ダイヤモンドバー370シリーズ （オクルーザルアンレーセット）
標準価格	5本入 7,000円（税別）
問合せ先	株式会社モモセ歯科商会 電話 06-6773-3333

耐久性	★★★★☆
手入れし易さ	★★★★★
使用頻度	★★★★☆

ディスタルクランプ　ブラスト

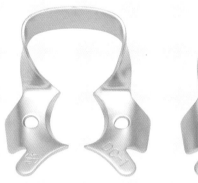 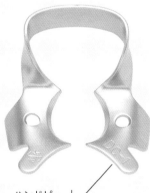

👍 ココ推し

従来のクランプは、最後臼歯部（特に遠心部）の切削に際し、ハンドピースのヘッドが弓状湾部に触れ、適切な切削が困難でしたが、このクランプで切削が楽に行えます。

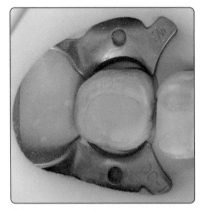

図1
弓状湾部が離れているので、最後臼歯の特に遠心部の切削も楽に行えます。

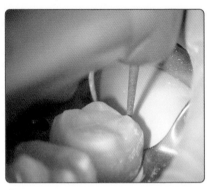

図2
通常のクランプより、遠心に大きく、広くラバーダムを押さえ込むことができるので、最後方歯の遠心部でもタービンヘッドや5倍速コントラヘッドがぶつからないので、しっかり形成できる。

構　義徳
六本木カマエデンタルオフィス

"
クランプしたままで最後
臼歯遠心部の切削が楽に行える！
"

接着歯科を成功させるために "ラバーダム防湿" は欠かすことができません。

"ラバーダム防湿を行わなくても臨床結果に左右されない" など言われている先生もいますが、1度使用すると唾液や呼気のコントロール下での作業の安心感は計り知れず、実際接着操作も楽です。さらに亀山らの論文で、ラバーダム防湿を行っていない下顎の口腔内の相対湿度は、100%RHを超えていて、ラバーダム防湿を行うと36%RHまで抑えることができると報告されています。[1]（歯科材料の実験は、大抵は室内で23℃、50%RHの環境下で行われていて、50%RH以上の多湿下で接着させた場合,明らかに有意差があるとされています。）クランプは、一般的にウイング型とウイングレス型がありますが、このディスタルクランプは,ウイングタイプのみですが、このウイングがあることで、**歯の周囲を広くリトラクトできて、さらに、ウイングについている穴を埋めれば**、そのまま印象採得も可能ですし、IOSでの光学印象も行えます。乳歯、永久歯問わず、最後臼歯を治療する際に、必要不可欠のクランプであることに間違いないです。

しかしながら、口腔前庭が浅い第二大臼歯頬側部分では、ウイング幅が広いことで、ラバーダムシートがなかなかウイングの下を滑りこまないという事態も起こります。

無理に引っ張ると、ミディアムタイプのラバーダムシートは破れてしまうことがあります。ラバーダムシートとウイングの間に慎重にデンタルフロスを、数回通すことできれいにラバーダムシートがしっかりと防湿歯に密着させることができます。

文献

1) The effecte of three different dry-field techniques on intraoral temperatute and relative humidity: A Kameyama, M Asami, A Noro, H Abo, Y Hirai, M Tsunoda; J Am Dent Assoc, 142（3）: 274-280, 2011

製 品 名	（株）デンテック：ディスタルクランプ　ブラスト
標準価格	2個入 3,390円（税別）
問合せ先	株式会社日本歯科工業社 電話 03-3836-2191

耐久性	☆ ☆ ☆ ☆ ☆
手入れし易さ	☆ ☆ ☆ ☆ ☆
使用頻度	☆ ☆ ☆ ☆ ☆

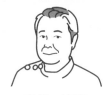

吉松　宏泰
吉松歯科医院

TOPICS
トピックス　マイクロスコープ関連 2

臨床ラバーダム防湿法

今から約150年前に考案されたラバーダムを使えば、唾液に汚染される心配や湿度による接着に対する影響も防ぐことができる唯一の方法が、ラバーダム防湿であると筆者は考えています。

世界のトップクリニシャン達は、No Rubber Dam,No Endoと言うのがコンセンサスです（図1）。

ラバーダム防湿の第一の目的は、清潔でドライな治療環境を作ることです。可及的な無菌的処置を徹底することが根管治療のみならず、修復や外科処置の大原則です。

ラバーダムを使用することはもはや "Standard of Care"であり、治療器具や薬剤、根管洗浄液の誤飲事故などから患者のみならず歯科医師をも保護するものであり、治療の成功率、術後疼痛に大きく影響します。また現在は with Corona 時代になり、ラバーダム防湿の必要性がより一層高まっています（図2）。

ラバーダムの臨床上の利点としては、①無菌的な手術野の確保、②モイスチャーコントロール（絶対湿度のコントロール）、③頬や歯肉の圧排、④患者は小さな器具や金属片などから保護される、⑤作業領域での視界性の向上、⑥ミラーが曇らない、⑦両手が自由になる、など根管治療のみならず修復およびその他の処置においても利点の多いことがわかります。

しかし日常臨床ではラバーダム防湿をかけにくい症例に遭遇することは頻繁にあることです。

ラバーダムがかけにくい症例として考えられるのが①歯冠崩壊が著しく歯肉縁下のマージンの場合、②未萌出歯の場合、③歯肉が増殖している場合などがあります。①～③のそれぞれに特有な方法はなく、共通点が多いといえます。フラップを開けたり高周波メスを用いて歯肉を除去して健全歯質を露出させてクランプをかけて正確な接着操作を行いレジンにて隔壁を作ることです（図3～5）。

ラバーダムを行わない言い訳を考えるよりもどうしたら上手くラバーダムを掛けるか、を考えることが臨床家として必要なことです。

筆者の臨床では根管治療における再根管治療が、治療の9割を占めていますが修復物やメタルポストを外す前からラバーダム防湿を行っています。

歯根歯軸が不明瞭になると言う意見もありますが、連続多数歯防湿により歯根歯軸が明瞭になります。

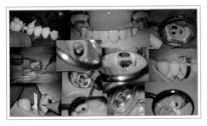

図1
「No Rubberdam, No Endo」が世界の
コンセンサスです。

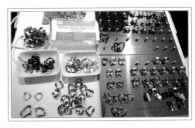

図2
色々なクランプがあります。

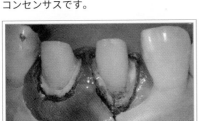

図3
症例。スプリットダム法にてラバーをかけ
た後に既存のクラウンを外して、健全象牙
質が確認できるまで辺縁歯肉を高周波メス
で削除します。

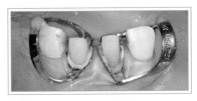

図4
スプリットダムの上から健全象牙質にク
ランプを装着してもう1枚ラバーシート
をかけます。

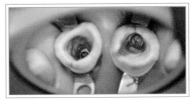

図5
11、21共に破折線が確認できますが、
この後にスーパーボンドにて接着を行
います。

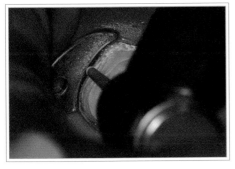

図6
プレパレーション時も可能な限りラバー
ダムをするようにしています。

　光学印象も普及しつつある現在、新しい技術や機材が普及すればするほどラバー
ダムの必要性は増していきます。ラバーダム防湿下で根管治療をして、その後の修
復処置もラバーダム下でプレパレーションを行い（図6）、デジタル印象をして
CAD/CAM冠をセメンティングを行うことが理想的な治療であると考えています。

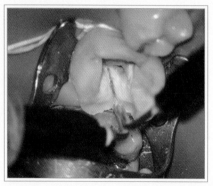

図7
破折がある場合、セカンドクランプでその患歯が元の位置に戻るのであれば、経験的に歯を保護できる可能性が高いと考えています。

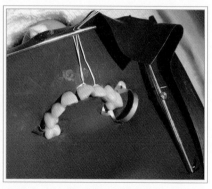

図8
ダブルフレームメソッド

　絶対湿度も細菌も臨床の現場では可視化できない、そのためラバーダム防湿法がどうしても必要になります。

　スプリットダム法とは、例えば事前にフロスが通らない場合（ブリッジなどの連結歯）において、ラバーダムシートを繋げてパンチをしてラバーダム防湿を行うことです。

　外科処置を併用してラバーダム防湿を行う方法は、未萌出歯や歯肉縁下に及ぶカリエスがある場合にフラップを開けてその後ラバーダム防湿を行うことです。ダブルフレームメソッドとは、上顎前歯部で多数歯にラバーダムをかける時にラバーシートがたわむ時などに後から追加でフレームをすることにより、ラバーシートに張りを保たせることです。

　また筆者が考案したダブルクランプメソッドとは、再根管治療を始めると破折歯に遭遇することが多々ありますが、感染部が確実に除去できて、破折歯にクランプをかけて元の位置に戻るのであれば、破折歯を保存出来る可能性が高いと信じています。2つ目のクランプを後から破折歯にかけて、破折片の固定を行う方法です。破折片が元の位置に戻り確実な接着が行えれば歯を保存出来る可能性が高いと経験的に感じています（図7）。

　ラバーダム防湿は色々なやり方があり術者の好みにより異なります。

　ラバーダムシートについて、筆者は好んでできるだけ厚めのものを選ぶようにしています（図6）。これは修復時には厚いラバーシートで歯肉をできるだけ排除したい目的で用いています。歯肉溝の中にラバーシートが入れやすいためです。また研磨時でもラバーシートが切れるリスクが少ないです。歯肉縁下にマージンがあってもラバーシート自身の力である程度マージンを露出させることが可能です。それ

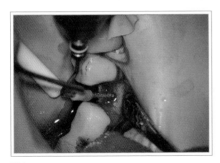

図9
インプラントの形成時にもラバーダムを行う
ことがある。

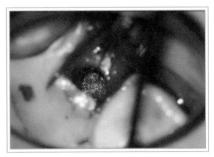

図10
インプラントソケットリフト時にもラバーダ
ムを行うことがある。

でも難しい場合は、ラバーシートの上からフロス結紮、圧排糸、テフロンテープな
どで圧排を行います（図8）。

　臨床の場では、患者ごとにラバーダムをするための工夫が必要であり、どうし
たらラバーダムができるのか、を考えることが技術の向上、患者の利益になると確
信しています（図9、10）。

謝辞　Dr.Maxim Belogradに教わったRubberdamologyを、筆者なりに臨床応用
　　　したことの報告である。

文献
1）三田昭太郎：ラバーダム防湿法実技．医歯薬出版，東京，1982．
2）井澤常泰，三橋純：写真でわかるラバーダム防湿法．医歯薬出版，東京，2008．
3）Luiz Narciso Baratieri et al: Routes for Excellence in Restorative Dentistry.Quintessence
　　Editora,Berlin,2014．
4）Ilan Rotstein、John I.Ingle:Ingle's Endodontics 7.PMPH USA,Ltd,2019．
5）Salvatore Scolavino、Gaetano Paolone.Restauri Diretti Nei Settori Posteriori.
　　Quintessence Edizioni,Milano,2019．

製 品 名	ラバーダムクランプ		耐久性	★★★★☆
	コルテン　Brinker Tissue Retractors		手入れし易さ	★★★★★
問合せ先	コルテン ジャパン合同会社		使用頻度	★★★★★
	電話 042-595-6945			

製 品 名	ラバーシート		耐久性	★★★★☆
	コルテン Extra Heavy	モリムラ Nic Tone Thich	手入れし易さ	★★★★☆
問合せ先	コルテン ジャパン合同会社	株式会社 モリムラ	使用頻度	★★★★☆
	電話 042-595-6945	電話 03-5808-9350		

ZOOミニ

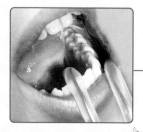

連続吸引・開口状態の維持・防湿・舌や頬粘膜の圧排といった、マルチタスクを同時に行ってくれる優れモノ。装着も簡単です。

筆者はこちらの最高機種（c-ZOO mini α）を愛用しています。吸引力のコントローラーとISO規格のチップが使えるミニバキュームが装備されており、クラウンのセットや根管治療の時には特に便利です。

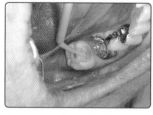

図1
まずは下顎臼歯部に使ってみましょう。ラバーより視野や作業域が広いので、「ラバーより便利！？」と感じることもしばしば。装着は簡単：①チューブの先1/4（口腔内に入る部分）を軽く曲げます。②口腔内に入れて開口器（バネ）を最後臼歯付近に設置します。③歯肉頬移行部と口腔底に沿うようにチューブを修正します。

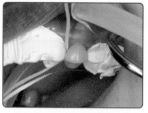

図2
上下を逆にして装着すれば上顎にも使えます。クラウンの接着も完全防湿で行えます。

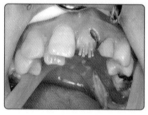

図3
上顎に装着したままチューブをグッと広げれば上顎前歯の治療にも使えます。患者の開口状態を維持できるので歯科医師は修復作業に集中できます。

" 簡単に完璧な防湿ができる 開口器付き吸引装置 "

英保　裕和
英保歯科

　レジン充塡や根管治療にはラバーダム防湿が必須ですが、多忙時についロールコットンによる簡易防湿で済まそうとして思ったような治療ができなかった経験はありませんか？

　本製品、多機能バキュームチップZOOは一瞬で装着できて効果絶大のユニークな防湿装置です。①ラバーダムと同等の防湿性能　②ラバーダム設置が困難なケースでもしっかり防湿　③上下顎、前臼歯のすべての部位に使用可能　④ミラーの曇りを防止し、患者の動きが少なくなるのでマイクロスコープ使用時に有効　⑤丸ごとオートクレーブ滅菌が可能　⑥使い慣れたら歯科医師一人で治療可能　といった特徴を持っています。

　コネクターの径は11㎜、16㎜、オサダ専用の3種類から選択します。バネのサイズも3種類ありますが、迷ったら最小サイズのミニ（ピンク）を選びましょう。

　ZOOを上手に使いこなせばアシスタントなし、歯科医師一人でも治療が可能です。例えば右下臼歯部にレジン充塡をするなら窩洞形成完了までは左下臼歯部にZOOを装着して開口器兼吸引装置として使用します。この時、ZOOは動かず疲れず、常に安定して吸引を続けてくれます。助手の知識や技量の差による治療品質のばらつきがなくなりますし、固定費が削減され経営健全化の助けにもなりますよ。

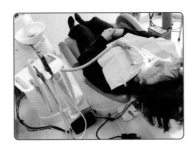

図4
アシスタントなし、歯科医師一人で治療する場合、写真のようにバキュームホースをアシスタント側のブラケットに乗せれば「ずり落ち」せずに安定します。

製品名	zooミニ
標準価格	16,000円（税別）　他、種類多数
問合せ先	株式会社シオダ 電話 0287-88-2288

耐久性	★★★★★
手入れし易さ	★★★★☆
使用頻度	★★★★★

ネオドライ/スモール

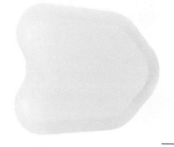

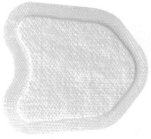

ココ推し

色のついた面を頬粘膜側に向け、先端が口腔内の後方なるように挿入し、数秒間保持することで固定される。

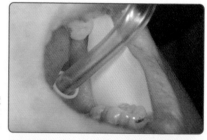

図1
耳下腺乳頭を覆うように設置する。排唾管との併用で、より高い防湿効果が期待できる。

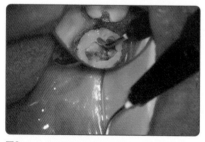

図2
歯冠崩壊の著しい歯の隔壁作成時に防湿と頬粘膜の圧排を同時に行うことができる。

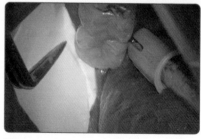

図3
インレー、クラウンのセット時の防湿にも有効。

櫻井　善明
ネクスト・デンタル
ソレイユメインテナンスクリニック

> " ずれにくく漏れにくい、
> 簡易防湿の決定版！ "

接着操作において、湿度のコントロールが重要であることは言うまでもないでしょう。常にラバーダム防湿を行えることが理想的ではありますが、歯冠崩壊が著しい場合やクラウン装着時などでは物理的にラバーダムを装着することが困難な場合があります。そのような場合、一般的にはロールワッテで簡易防湿を行いますが、ロールワッテは「固定が難しい」「吸水量が少なく、頻繁に交換するケースが多々ある」「除去時に頬粘膜に繊維がくっついてしまい、剥がしにくいことがある」など、決して使い勝手の良いものではありません。

このネオドライは接着操作時に簡易的ではありますが、安定した防湿環境を得ることが可能となります。使用方法はいたって簡単で、

1. 色の付いた面を頬粘膜に当てる
2. 数秒で付着・固定する
3. 約15分間作業部位を防湿し、最大吸収量を超えても吸収物をジェル状に保ち漏れない
4. 使用後は頬側に水を噴射させながら取り外すことで、撤去が容易

と言うこととなります。

筆者は耳下腺の開口部である耳下腺乳頭を覆うように設置することを心がけています。これにより、上顎大臼歯部では頬粘膜の圧排を兼ねて良好な視界を確保できるとともに、排唾管を併用することで口腔内の湿度をかなり抑えることが可能となります。

また、下顎大臼歯部でもネオドライを設置することで患歯への頬粘膜の密着を防ぐことが可能となり、術者は舌の圧排に集中することが可能となります。

本製品は白色フィルムタイプとミラー加工されたリフレクティブタイプの2つがラインナップされていますが、強力な光源を有するマイクロスコープ使用下では光の反射が強いミラータイプではなく、白色フィルムタイプの方がおすすめです。

製 品 名	ネオドライ/スモール
標準価格	2,008円（税別）
問合せ先	FEED 電話 0120-004-502（問合せ用）

利便性	★★★★★
価格設定	★★★★★
使用頻度	★★☆☆☆

バイトブロック + イジェクターホルダー

ココ推し

バイトブロックに唾液や水を吸水するイジェクター（排唾管）ホルダーがついているものです。開咬も維持でき、イジェクターが動かないので患者さんも楽！

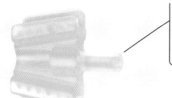

バイトブロック+イジェクターホルダー

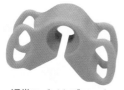

通常のバイトブロック

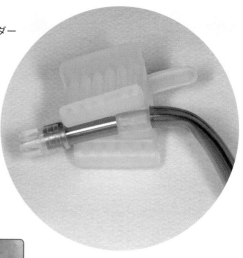

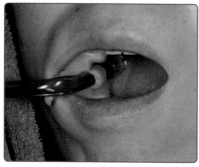

少し出っ張っている方が頬側。
ポジショニングも簡単です。

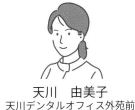

天川　由美子
天川デンタルオフィス外苑前

" イジェクターが動かず 開咬を維持できます "

　ラバーダム防湿下や長時間の治療時間では、患者さんに口を開けていただく時間も長くなります。ほとんどの方は、口を開けていようとすると顎が疲れてしまいます。また大臼歯部の治療などで最大開口し続けていただく場合もあります。そんな時はバイトブロックが便利です。嘔吐反射がある方以外は皆さん「これを入れていると楽」とおっしゃっています。

　当院のスタッフが「便利そうだなと」試しに購入してみたこのバイトブロック。バイトブロックの中にイジェクターが通せるようになっています。これまではバイトブロックの舌側にイジェクターを入れていました。しかしイジェクターを舌側に入れると舌に触れて気になったり、頬側に入れるとサクションできなかったりすることがありました。これはイジェクターが動かないので長さの調整だけでちょうどいい場所にイジェクターを置くことができます。患者さんもイジェクターが動かず安心してブロックを噛めるようです。

　長時間、開咬を維持したい場合はこのバイトブロック＋イジェクターホルダーを使用。時々バイトブロックを外したい方、咬合調整などが必要な場合はイジェクターホルダーがついていない通常のバイトブロックを使用しています。

　滅菌可能でお手頃価格なので、ぜひお試しください。

滅菌消毒方法

　使用後、まず流水下で洗浄します。その後タンパク分解酵素含有の中性酵素系洗浄液に浸漬、超音波洗浄、水洗を行いオートクレーブにかけます。何度も滅菌を行っていますが特に劣化が早いという感じもしません。

製 品 名	バイトブロック プラス イジェクターホルダー
標準価格	タイプ S （W37×D25×H19mm） 5個入 1,280円
問合せ先	FEED 電話 0120-004-502

耐久性	★★★★☆
手入れし易さ	★★★★☆
使用頻度	★★★★☆

マイクロ周辺機器

アウトラインレティクル

 ココ推し

見えている範囲がすべて撮影できるとは限らないマイクロスコープでありがちな問題を解消してくれる優れもの。

中央部にある円がアウトラインレティクル。両眼ではなく、カメラが付いている片側の接眼レンズに入れる。

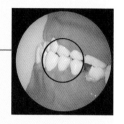

録画・プレゼンテーションシステム

専用の筐体とタッチパネル、
フットペダルからなる
ADMENIC-DVP2

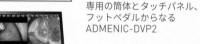

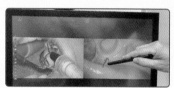

 ココ推し

図1
プレゼンテーション専用機なので治療前後の比較やアノテーションなどをタッチパネルで簡単に行える。

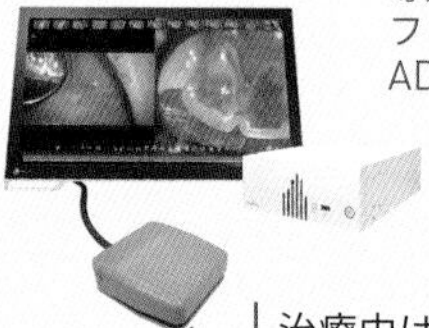

治療中はフットペダルで録画をコントロールして、治療後には短時間に簡単に効率的にプレゼンテーションできるように設計された専用機なのです。

ジョイスティック フットコントローラー

図2
術者右足元の中央黒いスティックがジョイスティックフットコントローラー。その隣のグレーのペダルがADMENIC-DVP2のペダル。足でコントロールすることで治療に専念できて質も向上する。

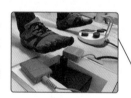

 ココ推し

メーカー純正のフットペダルの使いにくさを解消し、マイクロスコープを体の一部として使えるようにしてくれます。

製品名	アウトラインレティクル （Carl Zeiss Meditec)	ADMENIC-DVP2 （カリーナシステム）	ジョイスティック型 フットペダル（白水貿易）
標準価格	60,000円	1,600,000円	240,000円
問合せ先	白水貿易株式会社　電話 03-5217-4618		

> マイクロスコープが普及し始めていますが、使いこなせずにホコリを被っている、と言う話も多く聞くようになりました。マイクロスコープはオプションや周辺機器の選択によりその使い勝手、効用が大きく変わってきます。その代表的なものを紹介します。

三橋　純
デンタルみつはし

アウトラインレティクル

❝ マイクロスコープの「見えてたのに写っていない！」を簡単に解消するオプション ❞

耐久性	★★★★★
手入れし易さ	★★★★★
使用頻度	★★★★★

　カメラのファインダーの中に見える格子線のようなものです。マイクロのカメラは見ている全てを撮影できないことが多く、治療映像を再生したら映っていなかった！と言うこともしばしば起こります。アウトラインレティクルが接眼レンズに入っていれば構図を無意識に注意することになります。またミラーテクニックでのマイクロの位置決めにも非常に役立ちます。

録画・プレゼンテーションシステム

❝ 治療映像を自在に操り、患者へのプレゼンテーション力をアップさせるための専用機 ❞

耐久性	★★★★☆
手入れし易さ	★★★★★
使用頻度	★★★★★

　マイクロスコープの最大の特徴は治療の過程を動画を用いて詳らかにできることで、これにより患者の治療に対する理解が深まります。口腔内写真では得られない魅力です。しかし、動画を用いてプレゼンテーションするのは静止画のそれより遥かに煩雑です。それを簡単にスマートにしてくれるのが録画・プレゼンテーションシステムのADMENIC-DVP2です。録画のスタート・ストップ・静止画撮影は治療を中断することがないようフットペダルで行い、プレゼンテーションはタッチパネルで拡大・早送りしながら誰でも簡単・短時間にできるようになります。少し値段は高めに感じるかもしれませんが、それ以上に売り上げがアップします。

ジョイスティック フットコントローラー

❝ 倍率・フォーカス調整のたびに治療を中断せざるを得ない煩わしさから解放！ ❞

耐久性	★★★★★
手入れし易さ	★★★★★
使用頻度	★★★★★

　電動のマイクロスコープの場合に限りますが、倍率・フォーカス調整をフットペダルで行うことで顕微鏡歯科治療の質が飛躍的に向上します。フォーカス調整は倍率を上げるほど頻繁に必要になりますが、手動のマイクロスコープでは治療を中断することになるので、現実的にはピンボケのままに治療することが頻発してしまいます。倍率・フォーカスをワンアクションでコントロールできるこのフットペダルなら常にピントがあったシャープな強拡大像を見ながら治療できるのです。

27

Yirro-plusミラー
（イーロ・プラス　ミラー）

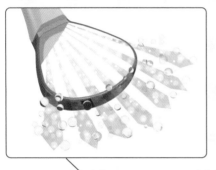

 ココ推し

ミラーハンドルの先端部からミラー表面全体へ放射
状にエアーを噴射することで曇りや水滴の付着を防
止し、常にクリアーな視界を得ることができる。

👍 ココ推し

システムの全体像。ユニットから電源とエアーを
供給し、ホルダー下部のつまみでエアーの噴出量
を調整する。

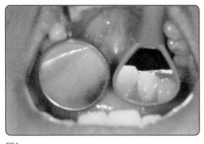

図1
患者の呼気によるミラーの曇りは一切なく、術
者のストレスが大幅に軽減される。

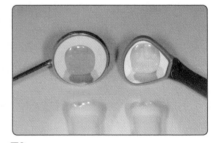

図2
独自の多層誘電体コーティングにより、明るく
クリアーな像が得られる。

櫻井　善明
ネクスト・デンタル
ソレイユメインテナンスクリニック

" 一度使ったら手放せない！画期的なデンタルミラー!! "

　デンタルミラーは歯科治療を行うにあたり、最も重要なアイテムであり、特にマイクロスコープや高倍率ルーペを用いた拡大視野下でのミラーテクニックにおいて、ミラーの性能は治療の成否を左右すると言っても過言ではありません。今回紹介する「Yirro-plusミラー」は一般的なデンタルミラーとは異なる「視界確保のための」2つの特徴を持った画期的なミラーシステムです。

　まず一つ目の特徴は「エアー噴射」による物理的な視界の確保です。診療時における患者の呼気によるミラーの曇りや、タービンや超音波スケーラー使用時の注水による水滴の付着は術者の視界を妨げ、大きなストレスとなります。このため、アシスタントはスリーウェイシリンジを操作し、術者の視界を確保する必要があります。Yirro-plusミラーはミラーハンドルの先端部からミラー表面全体へ放射状にエアーを噴射することで曇りや水滴の付着を防止し、常にクリアーな視界を得ることができます。これにより、アシスタントはバキューム操作に専念できるようになり、また、空いた方の手で次の器材の準備を始めるなど、効率的なアシスタントワークを行うことができるようになります。また、アシスタントがつかない歯科衛生士にとって「マイクロDHワークを行うためには必須のアイテム」と言えるでしょう。

　二つ目の特徴は「コーティング」による光学的な視界の確保です。このYirro-plusミラーは高い反射率を有し、よりクリアーな視界が得られることで「治療精度の向上」「目の疲労軽減」に効果があります。

　また、類似製品と比べ、ホース、ミラーハンドルなどが軽量なため「取り回しが楽」と言うことも術者の負担軽減の一助となります。

　「Yirro-plusミラー」システムはON/OFFスイッチによるマニュアル操作でエアーの噴射を開始する「コンフォート」スターターセットと、ハンドルを持ちあげるだけで自動的にエアーの噴射を開始する「プレミアム」スターターセットが用意されておりますが、使い勝手は断然、プレミアムの方が良好です。

　一見すると「Yirro-plusミラー」システムは高額な印象を持たれるかもしれませんが、筆者は「優秀なアシスタントを一生雇ったことと同じだけの経済効果がある」と感じています。

製 品 名	Yirro-plusミラー（イーロ・プラス　ミラー）
標準価格	108,000 〜円（税別）
問合せ先	ペントロンジャパン株式会社　電話 03-5746-0316

耐久性	★★★★☆
手入れし易さ	★★★★★
使用頻度	★★★★☆

オゾンガス発生装置

2021年6月執筆

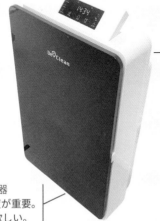

👍 ココ推し

図1
0.1ppmのオゾンガスにより常に空間除菌ができ、エアロゾル対策が確実なものになります。夜間無人モードは高濃度オゾンガスで翌朝にはクリーンな診察室。近年では空気感染との報告あり。

👍 ココ推し

Decline加湿器
オゾンは湿度が重要。
50%以上は欲しい。

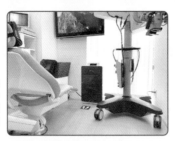

図2. 診療室
診療室内は常に0,1ppmのオゾンガスで空間除菌、スタッフの安全は元より、患者様にも安心して治療を受けて頂けます。

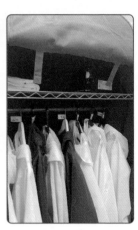

図4. ワードローブ
治療中に着るガウンは未だに安定供給が難しく、治療毎に高濃度オゾンガスで除菌、ガウン上に見える黒い機械がオゾン発生装置です。

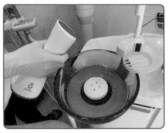

図3. スピットン
治療後のスピットンはオゾン水で除菌、オゾン水は反応後すぐに水になり環境にも優しく配管を傷めません。印象後のシリコン印象もオゾン水除菌。

" これからの歯科感染予防対策はオゾン "

山口　義徳
山口歯科クリニック

　2019年に始まったCOVID-19は世界に広まり、各方面に多大な影響がありました。我々歯科界でも新たな取り組みを余儀なくされ、数々の変更点に一喜一憂の日々を過ごしていましたが、反面、『まだまだ、やれること、やるべきこと』があることに気づく機会になりました。その一つ、COVID-19に代表されるウイルス対策にオゾンガス、オゾン水が有効で、患者さんはもとよりスタッフや自分自身の安全に深く寄与してくれるのでクリニックに設置、使用しています。

　コロナ感染の大きな要因としてエアロゾル感染があげられます。感染性の飛沫（唾液など）がどこかに付着し、その水分が乾燥、微粒子（直径5μm以下）となると、空気中に浮遊し第三者に感染の危険が及びます。近年では空気感染との報告もあります。

　エアロゾル対策として当クリニックではタムラテコ社製Decline（図1）を採用しています。HEPAフィルターと活性炭フィルターで0.3μmの微粒子を除去、さらに光触媒でUVランプと反応して発生するOHラジカルが空気中の有害物質を酸化分解します。

　通常は0.1ppm以下（厚労省環境基準）のオゾンガスを発生させて治療に際し発生し得るエアロゾル対策をしています。また、夜間の無人環境下では600mg/hの高濃度オゾンで室内の隅々まで除菌を行うことが可能です。コロナに限らず、他のウイルス、細菌への効果も立証されていますので、これからクリニックには必要なアイテムになると思います。

　新型コロナ発生後、当クリニックでは患者さんごとにガウンを交換するようになりましたが、未だに定期的な安定供給状態にないのと、購入費用が高騰しているためディスポにすることができておりません。そこで治療後、使用した不織布ガウンを高濃度オゾンガス（5,000mg/h）で除菌して再使用しています。0.1ppmを遙かに超える濃度は人体にも影響があるため、締め切った半密閉空間でオゾン燻蒸しています（図2）。

　オゾン水除菌、治療前にオゾン水で患者様に洗口をして貰います。オゾン水はアルコールの7倍以上の殺菌力があり1.0ppm以上のオゾン水はほとんどの細菌やウイルスを死滅させることができます。また、反応後は数十秒で酸素に変わるため無害で安全性も高く、環境にも優しい除菌法です。洗口だけではなく、使用後のスピットンの除菌やシリコン印象後の除菌にと活躍の場が多いです。

　今後はハンドピースやスリーウェイからの水をオゾン水にする装置も開発中のようで、歯科界でのクリーン診療がさらにグレードアップすることを期待しています。

製 品 名	Decline	Lくりんminnie
標準価格	298,000円（税別）	78,000円（税別）
問合せ先	株式会社Deport 電話 052-753-3380	

耐久性	☆☆☆☆☆
手入れし易さ	☆☆☆☆☆
使用頻度	☆☆☆☆☆

アシストなしで顕微鏡治療

山口　義徳
山口歯科クリニック

　クリニックにはいろいろな課題がありますが、スタッフの確保はその最大の懸案事項です。当クリニックでもご多分に漏れず2014年のある日、スタッフの退職と産休、時短勤務により、アシストなしでの診療を強いられる期間がありました。

　顕微鏡治療に特化し、無影灯もないユニットでは通常の診療は行えず、左手にはミラー、右手に治療器具のスタイルは変えることができません。

　しかし、ミラーにはコントラからの水滴がつき視界を妨げます。排唾管だけの排水では瞬時に水が溜まってしまいます。

　そこで左手にはミラーとバキュームを同時に持ち治療をするなど対策を考えましたが、ミラーの水滴を飛ばすアシスタントの重要性を再認識しました。

　ミラーの根元からエアーが出て水滴を飛ばしてくれれば、クリアな視界が確保できると、『スマイルミラー』の試作を始めました。

　真鍮の管にエアーが吹き出すノズルとミラーを止めるネジをハンダ付けした試作品が出来上がりました。何度か試行錯誤を繰り返し、これなら使えるレベルに達しました。滅菌や腐食、ミラーの劣化も考慮し図面を起こして第一号の試作品が2015年完成し、『スマイルミラー』と命名しました。

　当初は自分だけで使っていましたが、スタディーグループの先生から複数のご依頼を受けロット数を増やして制作しました。今ではスタッフ問題も解決しダブルアシスト体制で診療にあたっていますが、いつなんどき一人診療になっても治療を続けることができます。

　また、当クリニックではPMTCも顕微鏡下で行っており、その際、歯科衛生士にはもちろんアシストはついておりません。

歯科衛生士さんによる施術にも、常にクリアな視界で確実な器具操作が出来るエアーミラーは必須アイテムとなり、施術時間の短縮と確実な器具操作により痛みの軽減に大きく貢献しております。

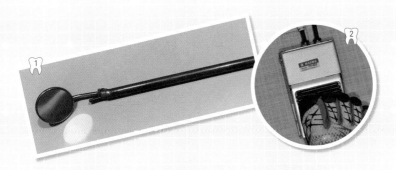

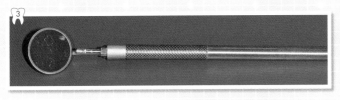

1 ミラー試作品・真鍮の菅にエアーが出るノズルとミラーを止めるワッシャーをハンダ付けしました。2 このフットペダルを踏むとエアーが出てミラーの水滴を飛ばしてクリアな視界が得られます 3, 4 エアーミラー本体。ミラーは市販のローダーになるのでご自身での交換が可能。アルミ製で軽く、オートクレーブ対応です。

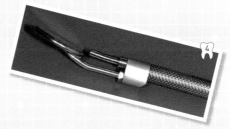

器具Data
製品名■スマイルミラー　商標登録6004472
お問い合わせ・購入先■スマイルデンタルファクトリー
　　　　　http://smile-dental-factory.com/

コロナ対策

三橋　純
デンタルみつはし

　コロナ禍の初期に最も感染リスクの高い職業としてランキングされた歯科医師、歯科衛生士。約一年経過した時点を調べてみるとむしろ感染リスクが低い職業なのでは、と思うほど感染者は少ないようです。しかし、今後の新たな細菌、ウイルスへの対策は必要だと思われます。当院ではこれを機に新たな飛沫感染対策をしていますので紹介します。

飛沫感染対策の決定版
マイクロドレープ

　歯科治療中に発生する飛沫を完全にバキュームで吸い取ることは不可能ですし、マスクをしているとは言え、治療中に我々が咳をしてしまうこともあります。これら患者と我々の間の相互の飛沫感染を防ぐ目的でプラスチックシートで患者の上半身を覆うようにしました。

　肉眼、ルーペでの治療でプラスチックシートで患者との間を隔離しようとしてもシート越しに口腔内を見ることになり、とても不鮮明になるため治療ができなくなります。目をシート内に入れられないですからね。

　ところが顕微鏡歯科治療ではこれが可能になるのです。プラスチックシートで顕微鏡を包みつつ患者の上半身を覆うことで患者・術者間の飛沫を防ぎます。顕微鏡の対物レンズのみをシートから剖出しているので術者は顕微鏡を通して、これまでと変わらない明瞭な拡大視野を得ながら治療できるのです。

　このマイクロドレープは内田宜孝先生の発想を改良したもの[1]ですがいくつかの亜型があります。その効果の医学的評価はこれからですが、臨床実感としては非常に大きな効果があることを確信しています。私は眼鏡を使っているのですが、今までは

診療終了後には必ず眼鏡レンズ表面に付着した飛沫痕を洗って除いていました。ところが、このドレープをするようになってから全く付かなくなったのです。スタッフもその効果を体感しており"コロナが終息しても続けたい"と言います。患者さんも"先生方を感染させてしまわないか心配だったけど安心して通える！"と評判が良く、医院としての差別化にも繋がっているようです。少々の手間と費用は掛かりますが、この安心感には代えられません。なお、作成法の詳細はクインテッセンス2020年9月号「After COVID-19 時代の歯科治療を考える　マイクロドレープを用いた飛沫感染対策の提案」をご覧ください。

高透明度で長いプラスチック袋で
患者の上半身とマイクロスコープを
同時に覆えるドレープ

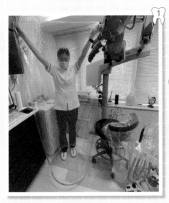

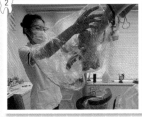

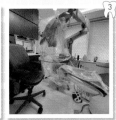

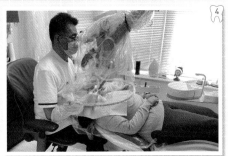

1 市販品ではないサイズなので患者の顔全体とマイクロスコープを一気に覆える。透明度が高いので肉眼でドレープ越しでも見やすい。最下部のリングはヘアキャッチャー（110円、Can Do）のリング部分を流用している。**2** 対物レンズ側から袋を掛けてゆく。**3** アンダードレープと繋いで術者下半身への飛沫も防止する。**4** 飛沫感染のリスクを最小限に抑えながらも明瞭な拡大視野下で治療できる。

器具Data
マイクロドレープ（東京歯材社）
標準価格：16,500円（100枚）
問合せ先：株式会社 東京歯材社
　　　　　電話 03-3874-5077

耐久性	★★★☆☆
手入れし易さ	★★★☆☆
使用頻度	★★★★★

参照：
1) Y. Uchida. J. Micro

夜間無人で診療室内を消毒して、
翌朝はスッキリ安心して仕事開始できる

オゾンガス消毒器

　治療中の飛沫に関しては上述のマイクロドレープやバキューム、口腔外バキュームなどによりかなり防げると思いますが、待合室を含めた診療室全体の空間を考えると何らかの対策が必要であると思います。

　それに対して当院ではオゾンガス消毒器を使っています。ご存知のようにオゾンには強力な酸化作用があり、環境表面の細菌、ウイルスなどを不活化してくれます。COVID-19に対する効果も研究報告されています。従来、病院のオペ室や救急車内、警察の留置所などさまざまなところでオゾンガス発生器は使われ、その効果は高く評価されていました。

　歯科では一部の医療機関で使われていたのみで一般的ではありませんでしたが、私も昨年春に遅まきながらその効果を知り補助金なども使いながら導入しました。

　使い方としては、待合室、診療室そしてスタッフルームなどを、昼間は低濃度オゾンガスを流し、診療後の無人環境で高濃度オゾンで燻蒸しています。ご紹介する機器は付属濃度計でモニタリングし翌朝までにはオゾンガスを分解する機能があるので、翌朝には消毒された診療室へ安心して入室することが可能です。

　またオゾンガスは水と反応してその効果を発揮するので加湿器との併用も大切です。

器具Data
オラくりんCT（タムラテコ）
標準価格：1,000,000円
問合せ先：株式会社 医療情報研究所
　　　　　電話 03-5358-2668

耐久性	☆ ☆ ☆ ☆ ☆
手入れし易さ	☆ ☆ ☆ ☆ ☆
使用頻度	☆ ☆ ☆ ☆ ☆

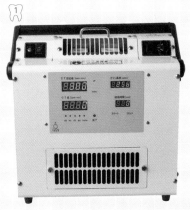

様々な機材、複雑な構造をした
診療室表面を
オゾンガスにより簡単に消毒！
毎日続けられる！

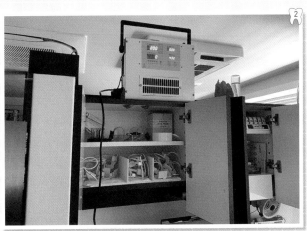

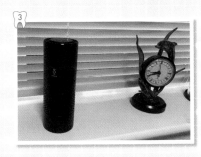

1 オゾンガス濃度計を内蔵し、設定したCT値（オゾン濃度×時間）に達したら後にはオゾンを分解してくれる。**2** 診療終了後にオゾンガス消毒器を設置してCT値をセットして帰宅する。オゾンガスは空気より重いのでなるべく高いところに置くようにする。また引き出しなどを開けてガスが行き渡るようにすることと、ラテックスグローブは劣化することに注意する。この翌朝には200CT値を432分で達成したことが表示されていた。 **3** 診療中のユニット脇や待合室には低濃度オゾンガス消毒器（LOOP、タムラテコ）と加湿器を用いています。

器具へのこだわり
－私が器具を作ろうと思うとき－

柿沼　秀明
かきぬま歯いしゃ

　私が、マイクロスコープを本格的に使用し始めてから15年以上経ちました。当初の頃は、マイクロスコープ治療に適したインスルメントが少なく、とても治療に苦労しました。根管治療の際に根管内を自由に、かつ的確に清掃を行えるエキスカがないか、展示ブースやインターネットで検索しましたが、これだ！というものがありませんでした。その頃のキーワードは「細く、長く」でした。

　軟化象牙質を除去するときは、マイクロスコープの治療を始める以前から、平井先生のJHシリーズのものをよく使用していました。ある時、シャンクが長く、先端が細く、さらに切れ味の鋭いエキスカを、もしかしたらJHエキスカを作られている背戸製作所さんだったら作製していただけるのではないかと思い、お願いしましたら、背戸さんは快く引き受けてくれました。その後、試行錯誤を1年ぐらい繰り返しながら、ついにマイクロエキスカが誕生しました。

　マイクロスコープによって視野が拡大されたことで、教科書に書いてある言葉を忠実に行うことの難しさを痛感するようになりました。例えば、歯内療法では、感染歯質（軟化象牙質）の除去です。実際に拡大して視てみるとファイル、キュレットやラウンドバーが、使用したい部位に適合していないことが多く、先端が届いていないことや、形態が合わず機能してない場合が度々ありました。この点は、ラウンドバーの形態の変化、振動切削器具やマイクロエキスカによってかなり改善されてきたと思います。

　治療方法にも変化が現れてきました。最初の頃は、根管内の感染歯質の除去には、あまり機械的切削器具を使用せずに、なるべく手用インスツルメントでミニマムに処置を行っていまし

たが、治療時間が長くかかることや、必要最低限、大きくしないと細かい部分が見えてこないことに気づきました。

　MI治療で感染歯質の除去を行う場合、歯質の保存を考え、最初は径の小さいバーやインスルメントで削りますが、すべてのカリエスをとり終えたら結局は大きくなってしまった。そのようなことを皆さんも味わったことがありませんか？このような経験から、治療結果が同じであれば「時間のかからない方法」と思い、時間の効率化と的確さを求めるようになりました。しかし、これには先を読む力とテクニックが必要であり、難しく、さらに器具を正しく使えなければ上手くいきません。

　現在、私の治療は時間の効率化を考え、ある程度の感染歯質の除去や拡大と形態の付与に関しては振動切削器具を多用し、最後に手用インスルメントで仕上げています。振動切削器具はマイクロスコープを使用し始めた頃から使っていますが、操作がしやすく、臨床の幅も広がります。以前から、とても魅力のある器具だと思っていて、新しいチップなども色々と思考しています。

　昔の考えは、「細く、長く、先の小さなものを」でした。しかし、再根管治療の場合は、感染歯質を除去すると根管が太くなってしまうことがあり、仕上げに先端の小さなものを使用していると効率が悪くなります。最近は長くて先端が少し大きなエキスカを試作し、太い根管のときに使用しています。また、このエキスカは、根尖孔外の肉芽組織の除去にも有効です。

　マイクロスコープの診療は時間が長くかかります。患者さんの負担を軽減させるために、いまは「より早く、的確に」をテーマに、誰でもが簡単に使える新しい器具を常に考えています。

器具Data
製品名：NEW O・Kマイクロエキスカ
詳細は、P.12～13 GOODS 06参照

執筆者一覧 🖉

編・著　天川由美子 （天川デンタルオフィス外苑前）
　　　　三橋　　純 （デンタルみつはし）
　　　　吉松　宏泰 （吉松歯科医院）

執筆者　青島　徹児 （青島デンタルオフィス）
　　　　英保　裕和 （英保歯科）
　　　　天川由美子 （天川デンタルオフィス外苑前）
　　　　岡崎　伸一 （岡崎歯科）
　　　　表　　茂稔 （おもて歯科医院）
　　　　柿沼　秀明 （かきぬま歯いしゃ）
　　　　構　　義徳 （六本木カマエデンタルオフィス）
　　　　北村　和夫 （日本歯科大学附属病院総合診療科）
　　　　櫻井　善明 （ネクスト・デンタル　ソレイユメインテナンスクリニック）
　　　　清水雄一郎 （Shimizu Dental Clinic）
　　　　菅原　佳広 （月潟歯科クリニック）
　　　　辻本　恭久 （日本大学松戸歯学部歯内療法学講座）
　　　　成瀬　遼吉 （名古屋駅前デンタルオフィス）
　　　　三橋　　純 （デンタルみつはし）
　　　　山口　義徳 （山口歯科クリニック）
　　　　吉松　宏泰 （吉松歯科医院）

（50音順）

私のお気に入りグッズ

2022年5月30日　第1版・第1刷発行

編著　天川由美子・三橋　純・吉松宏泰

発行　一般財団法人　口腔保健協会

〒170-0003　東京都豊島区駒込1-43-9
振替 00130-6-9297　Tel. 03-3947-8301㈹
Fax. 03-3947-8073
http://www.kokuhoken.or.jp